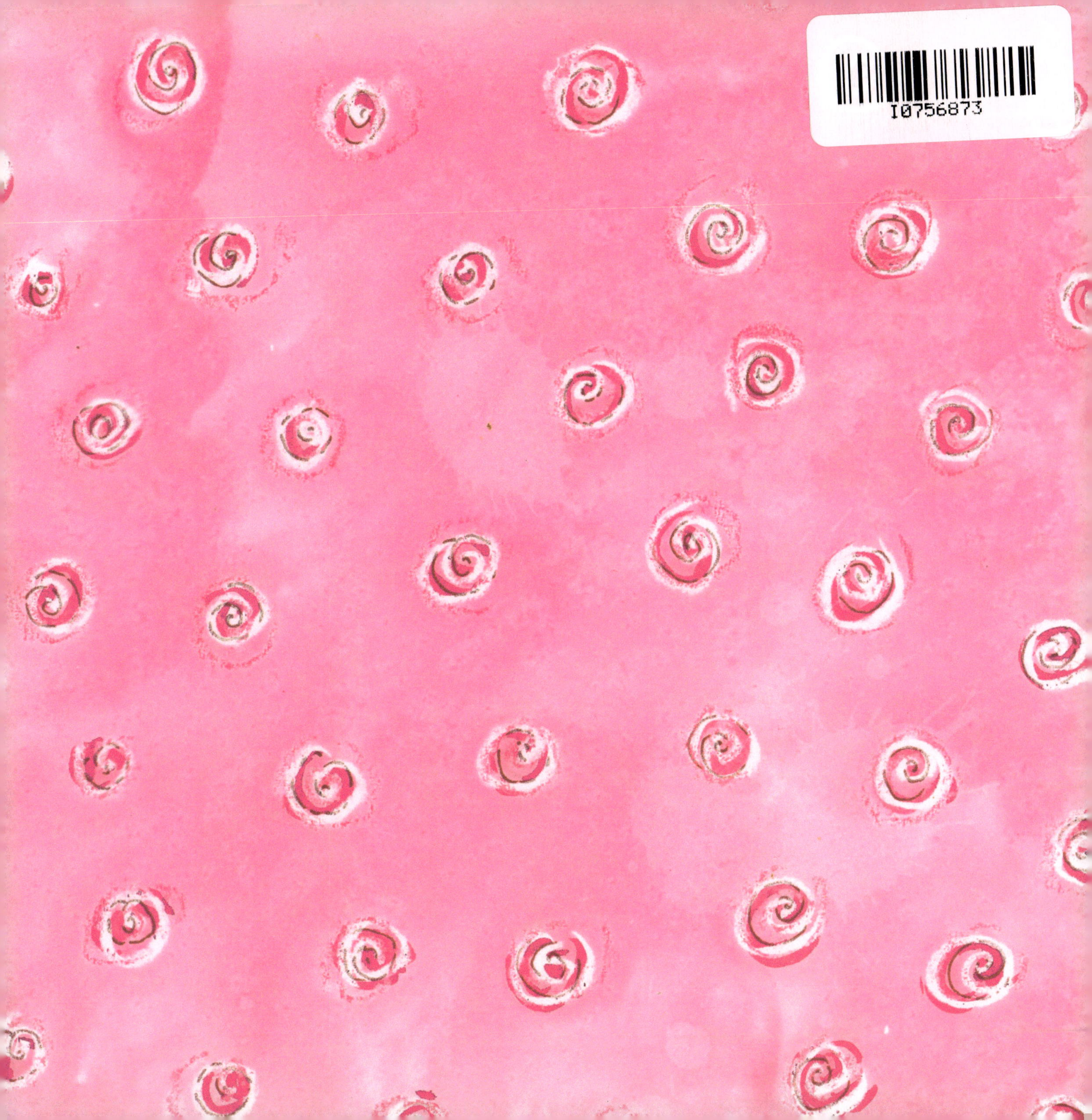

I0756873

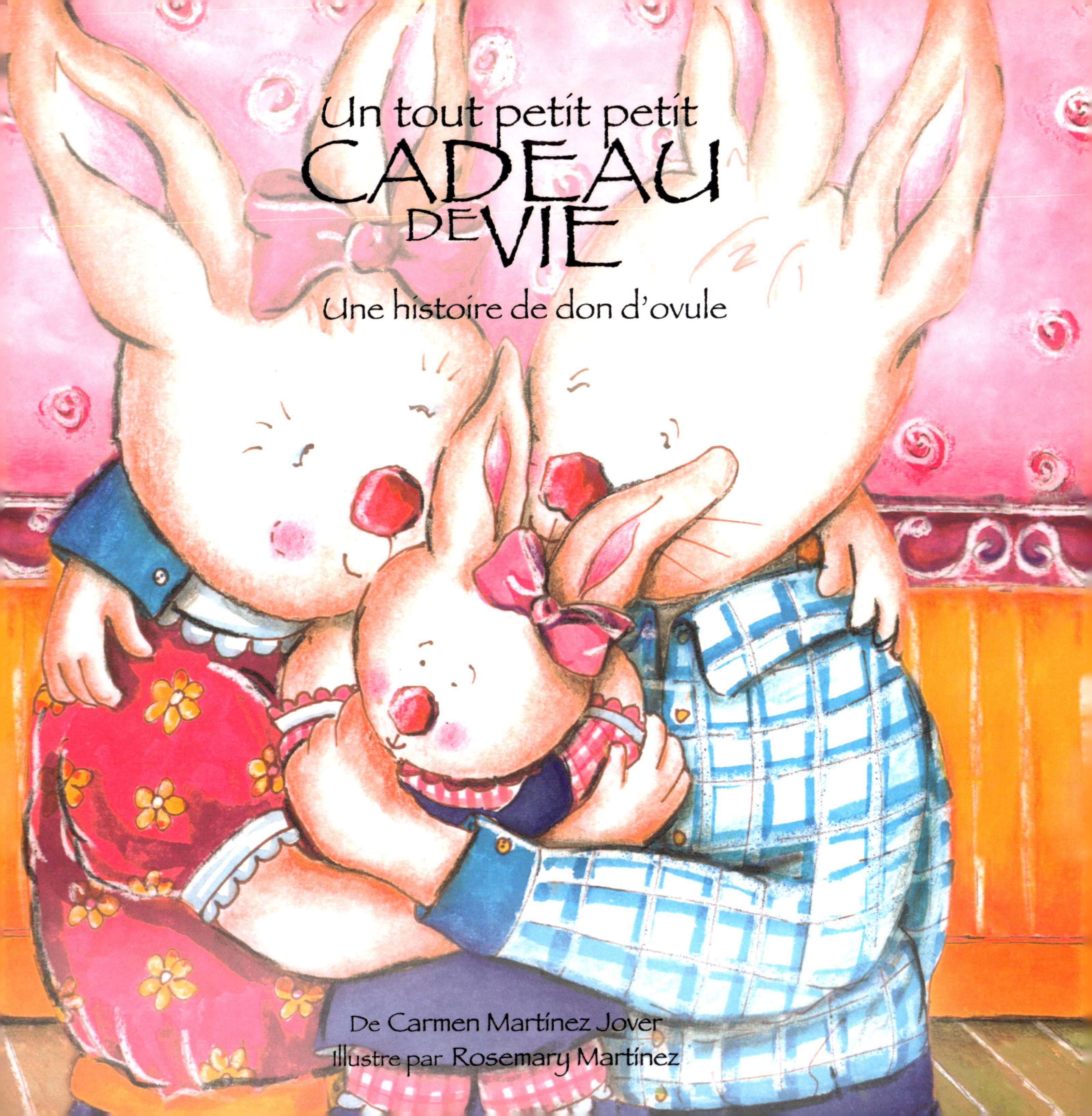

Un tout petit petit
CADEAU
DE VIE
Une histoire de don d'ovule
De Carmen Martínez Jover
Illustre par Rosemary Martínez

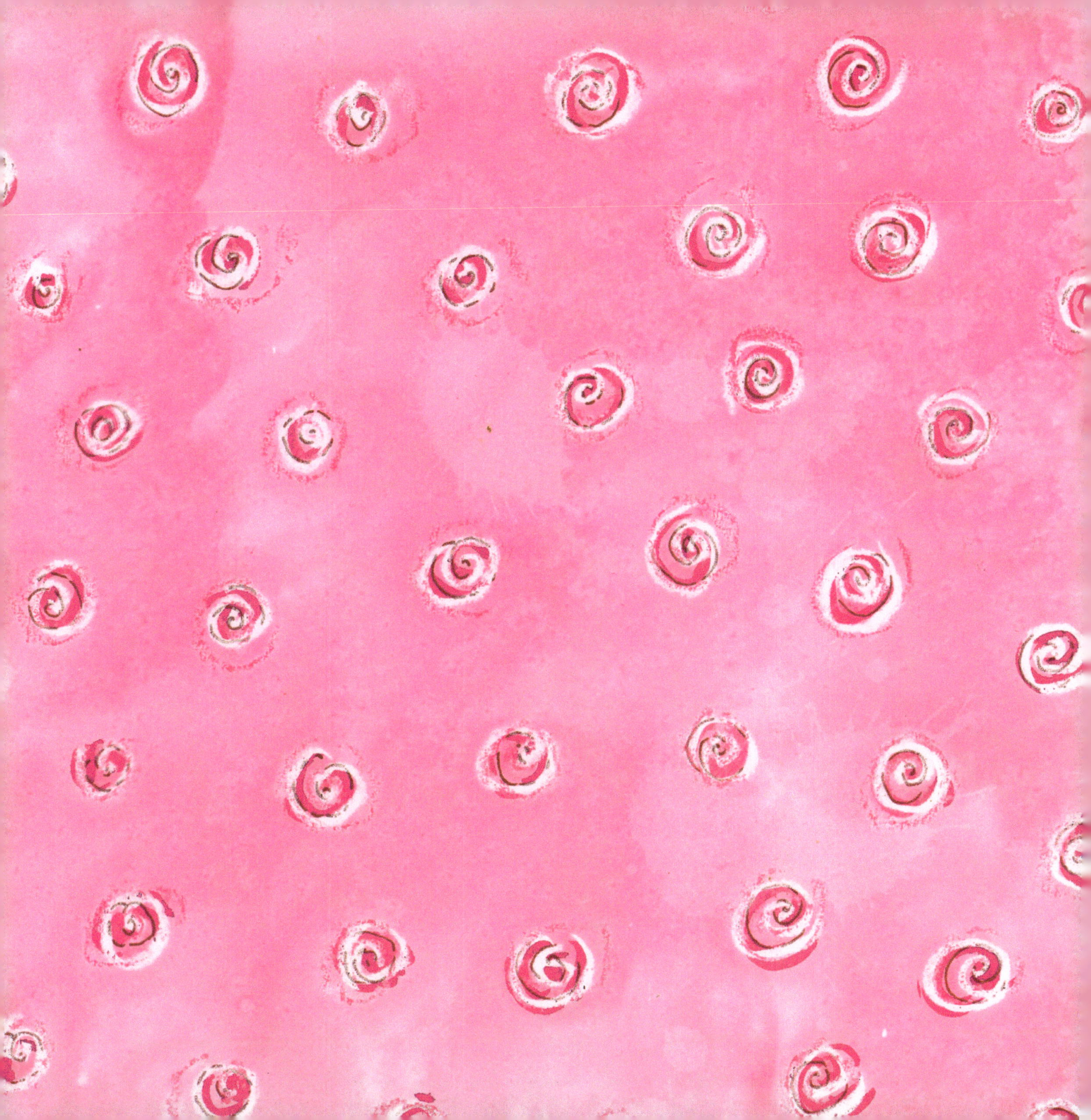

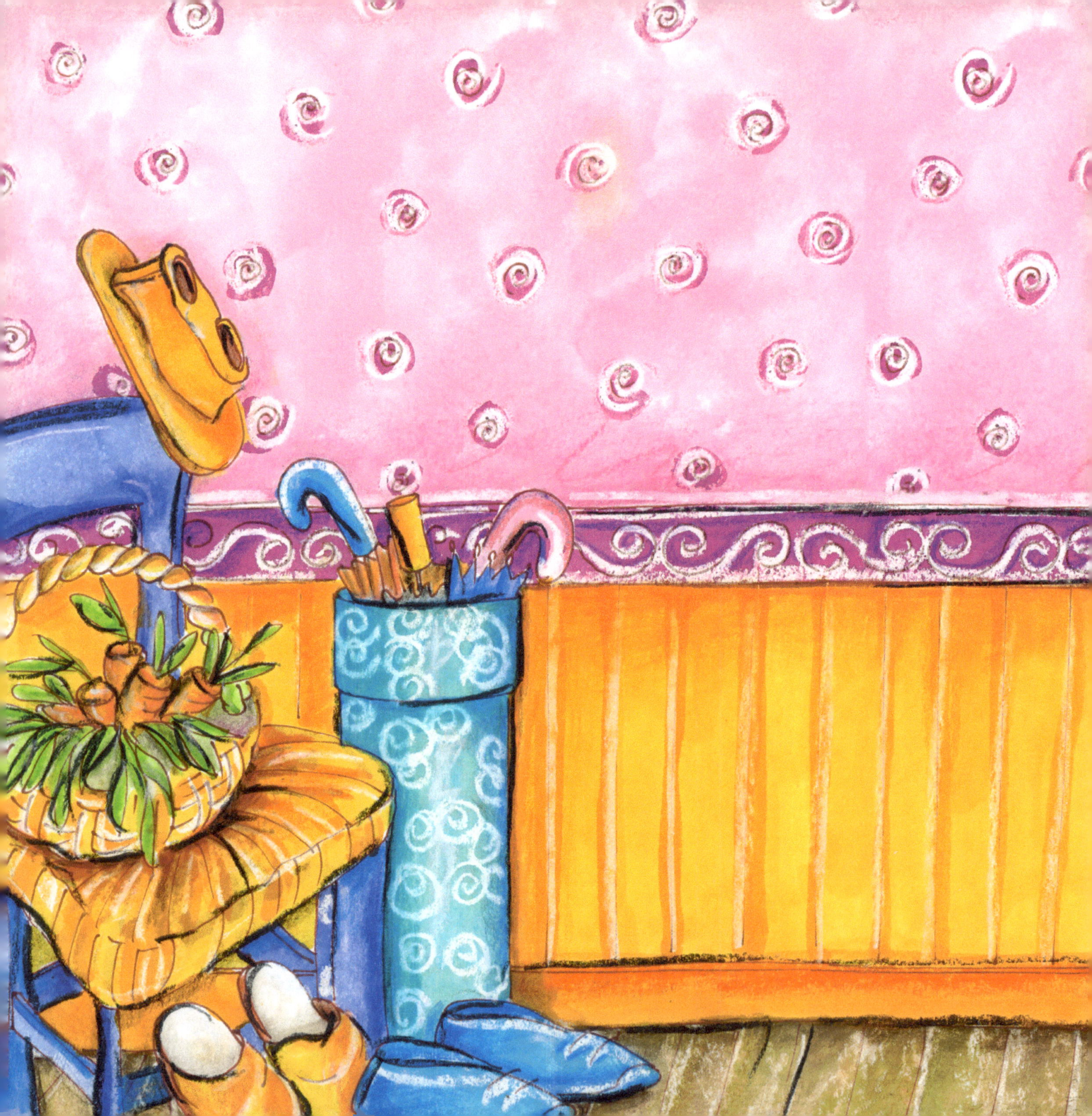

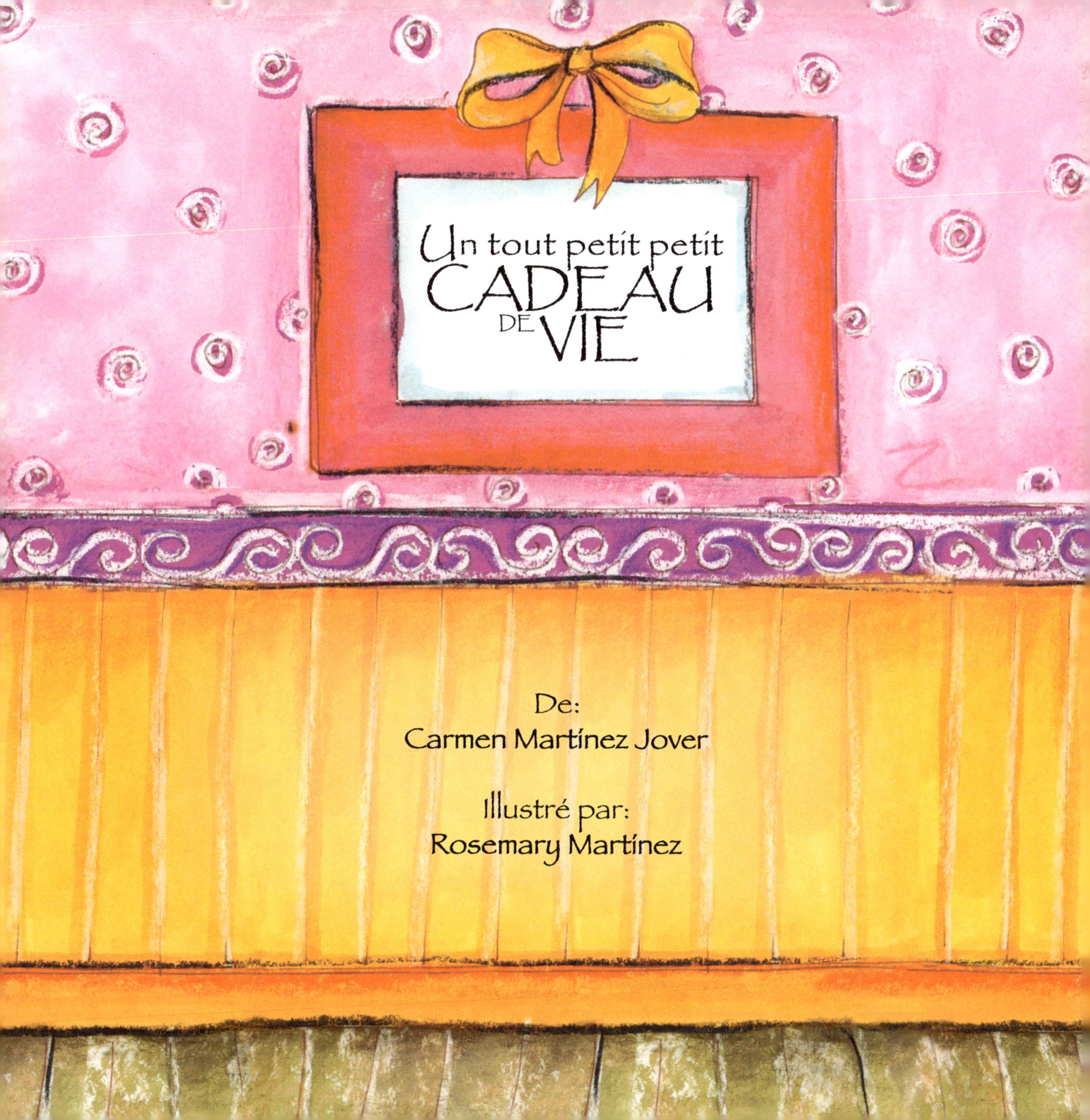

Un tout petit petit CADEAU DE VIE

De:
Carmen Martínez Jover

Illustré par:
Rosemary Martínez

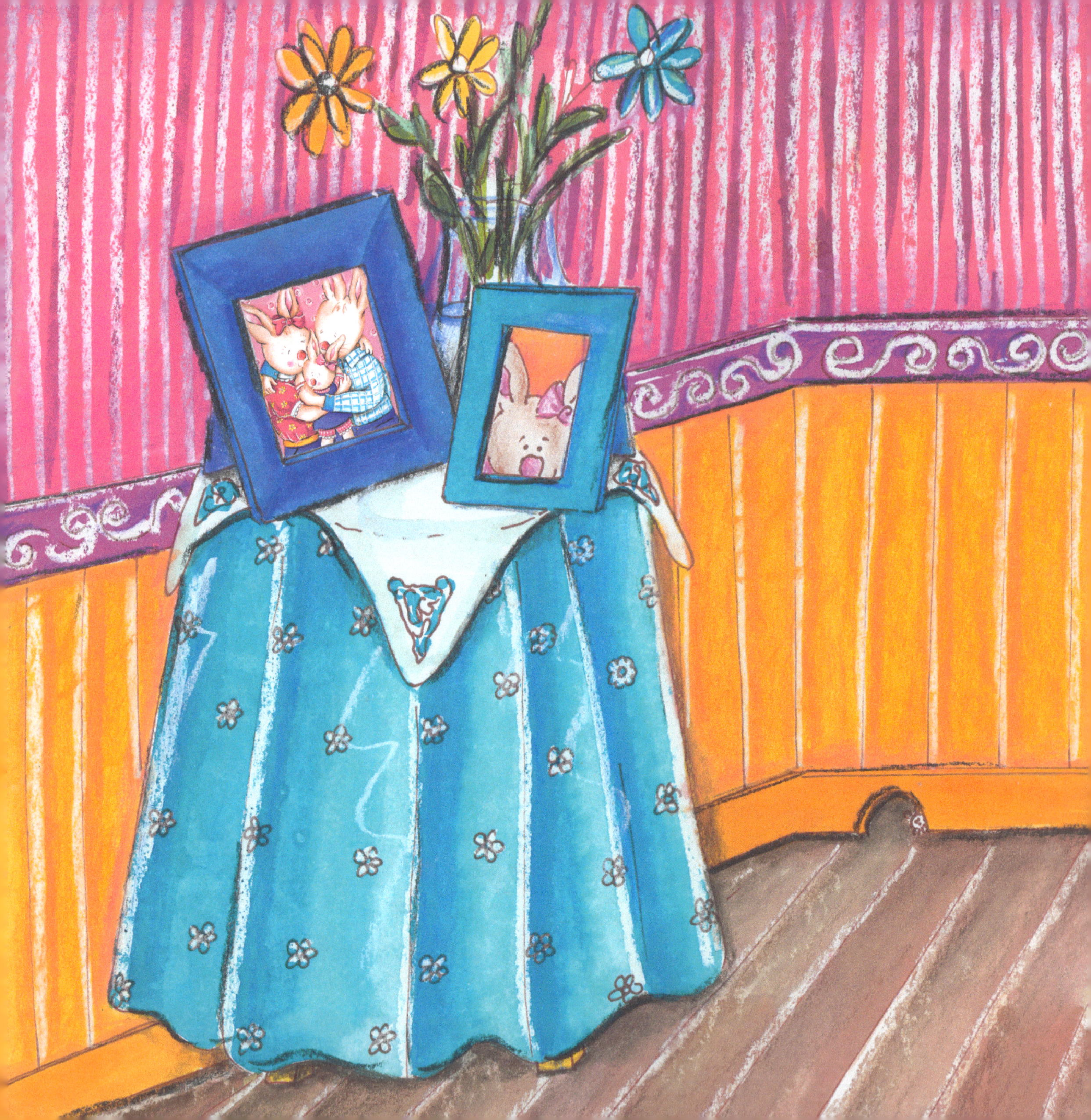

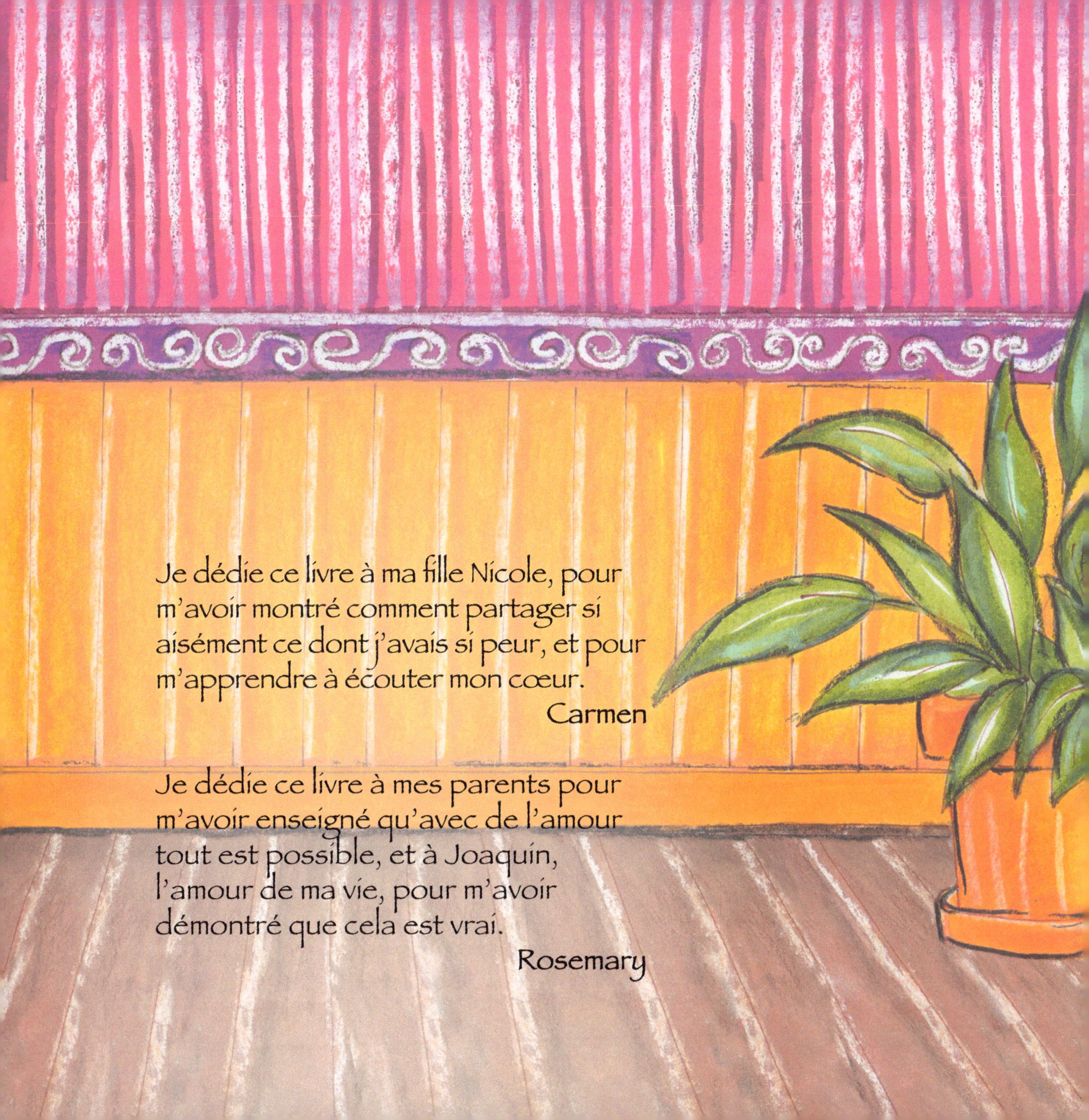

Je dédie ce livre à ma fille Nicole, pour m'avoir montré comment partager si aisément ce dont j'avais si peur, et pour m'apprendre à écouter mon cœur.

Carmen

Je dédie ce livre à mes parents pour m'avoir enseigné qu'avec de l'amour tout est possible, et à Joaquín, l'amour de ma vie, pour m'avoir démontré que cela est vrai.

Rosemary

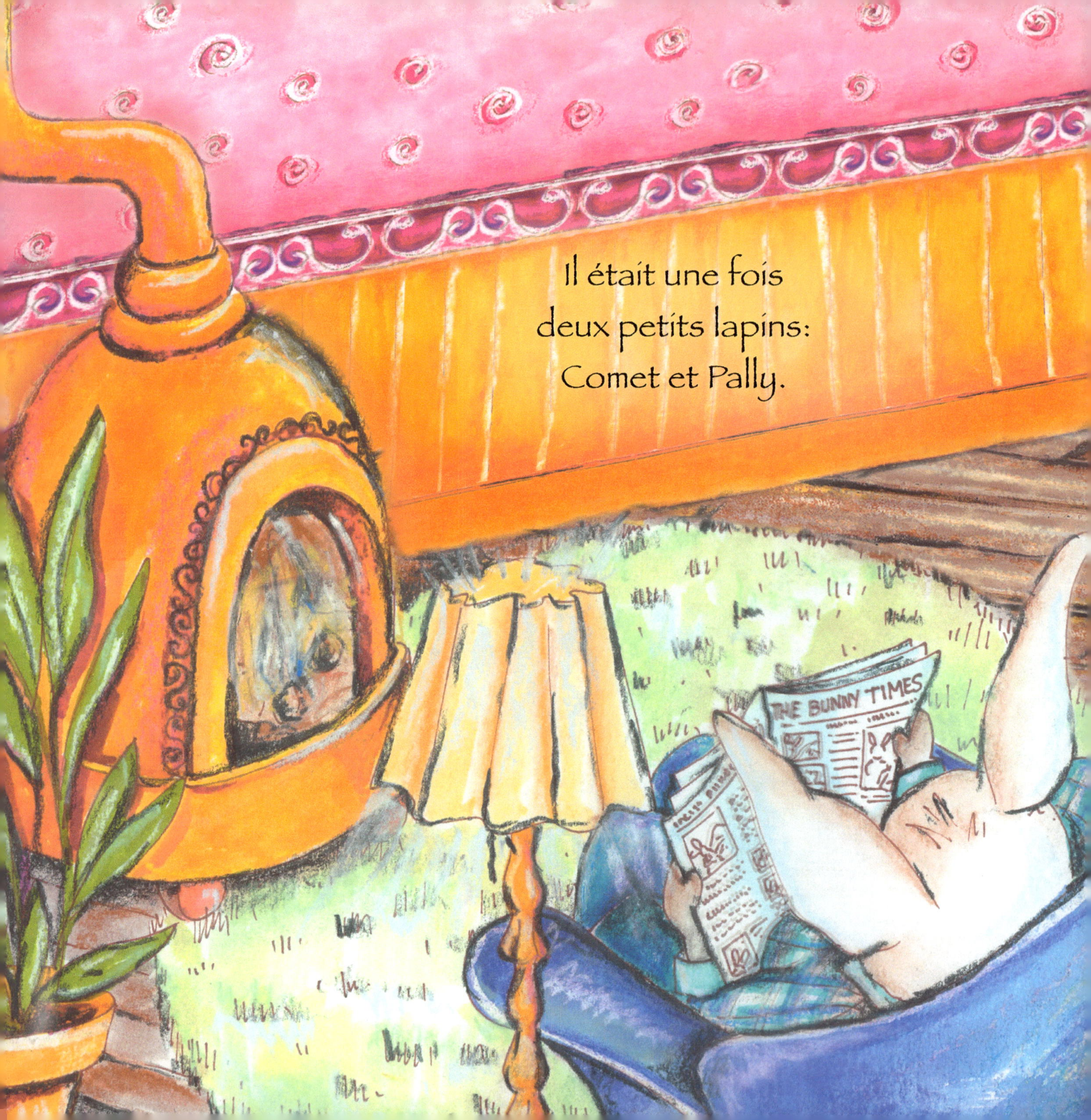
Il était une fois
deux petits lapins:
Comet et Pally.

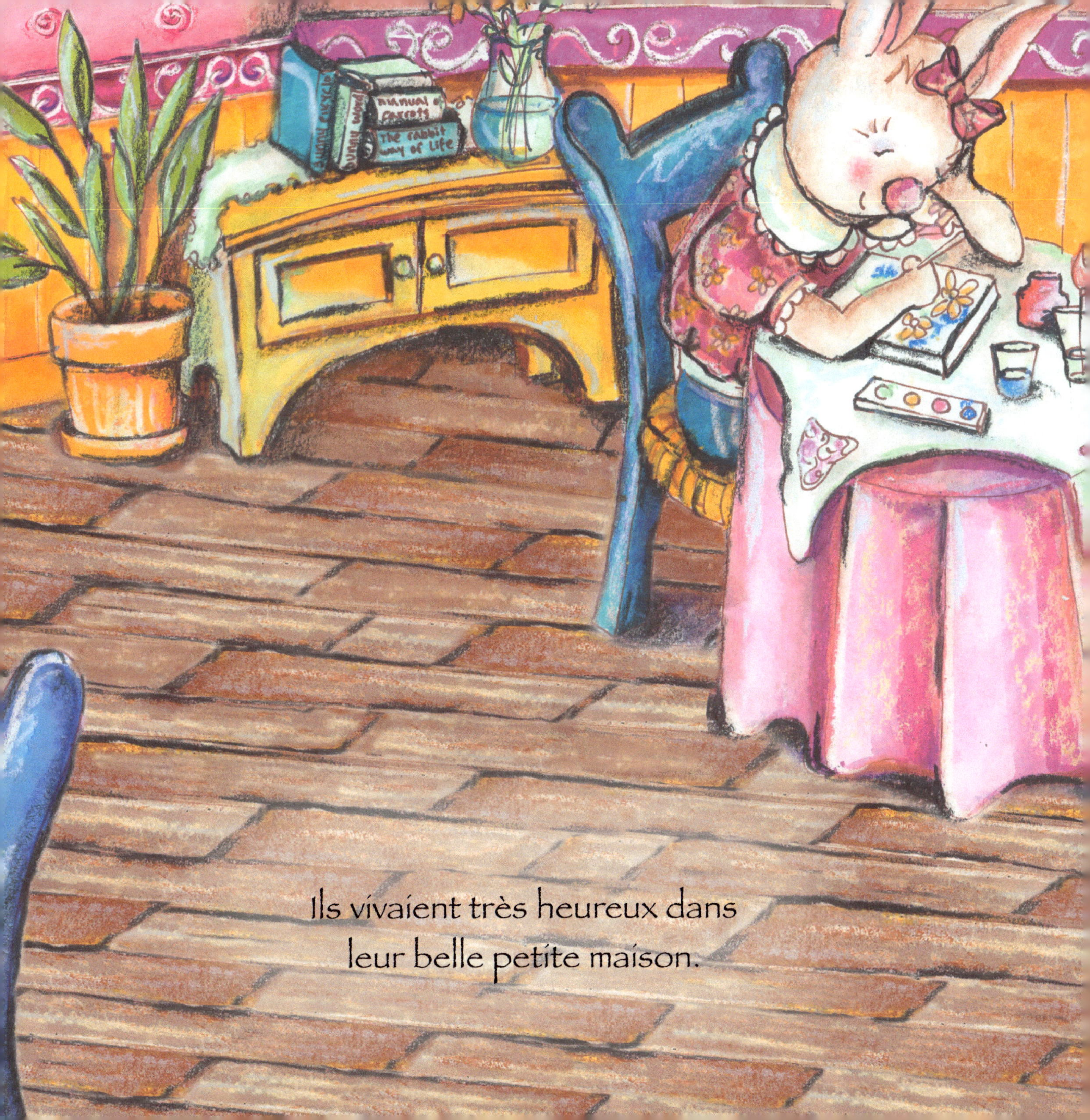

Ils vivaient très heureux dans
leur belle petite maison.

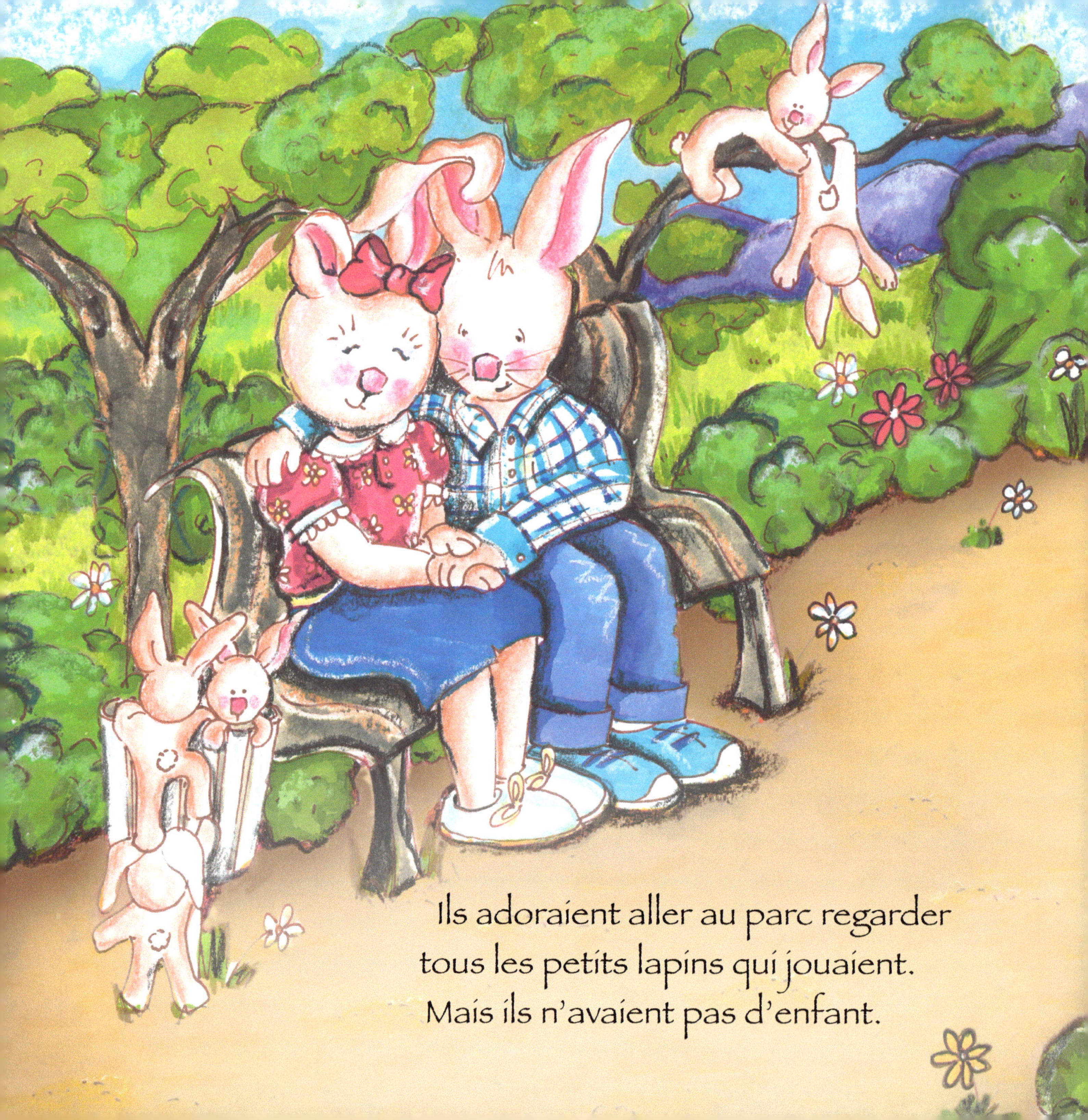

Ils adoraient aller au parc regarder
tous les petits lapins qui jouaient.
Mais ils n'avaient pas d'enfant.

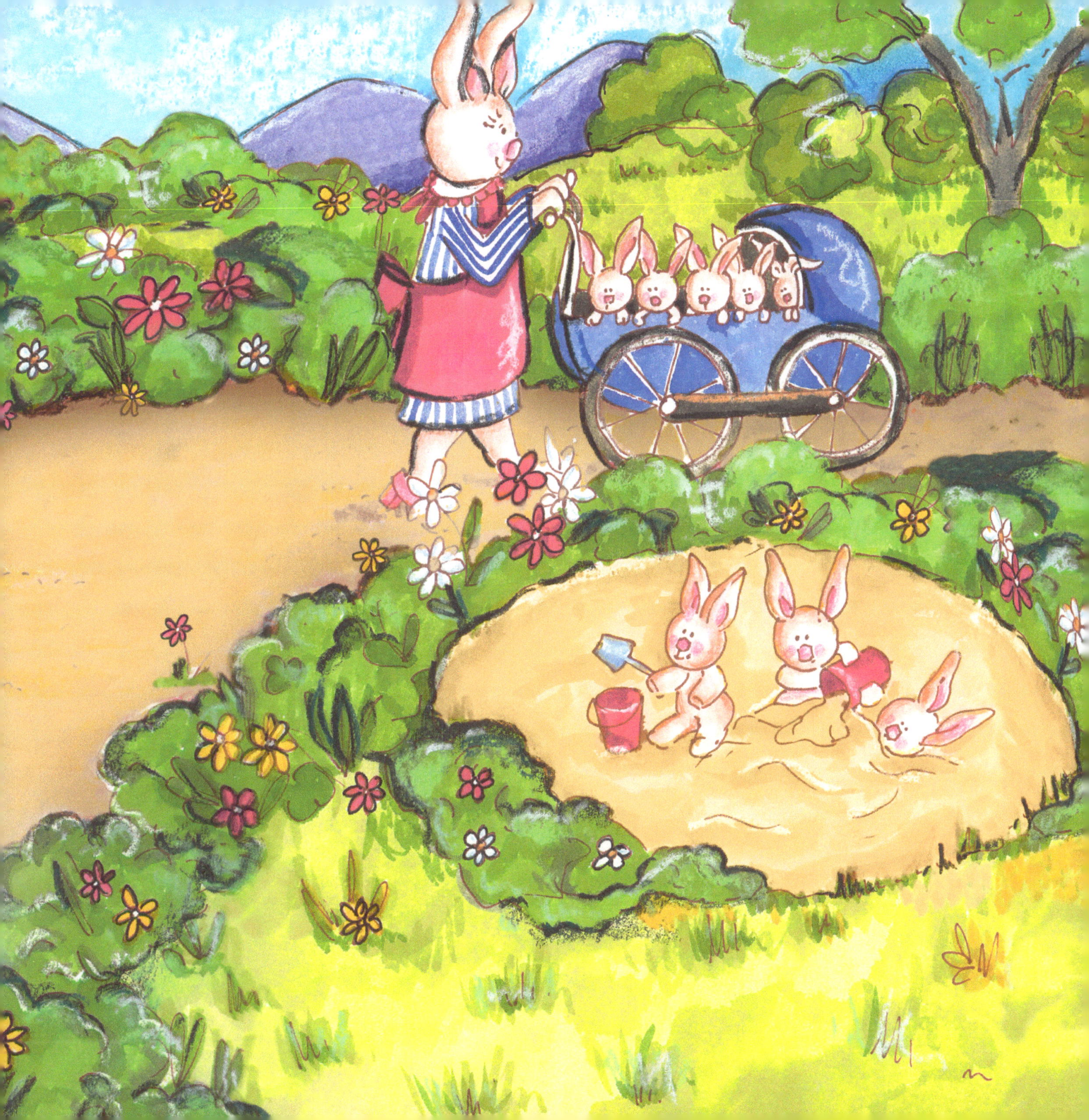

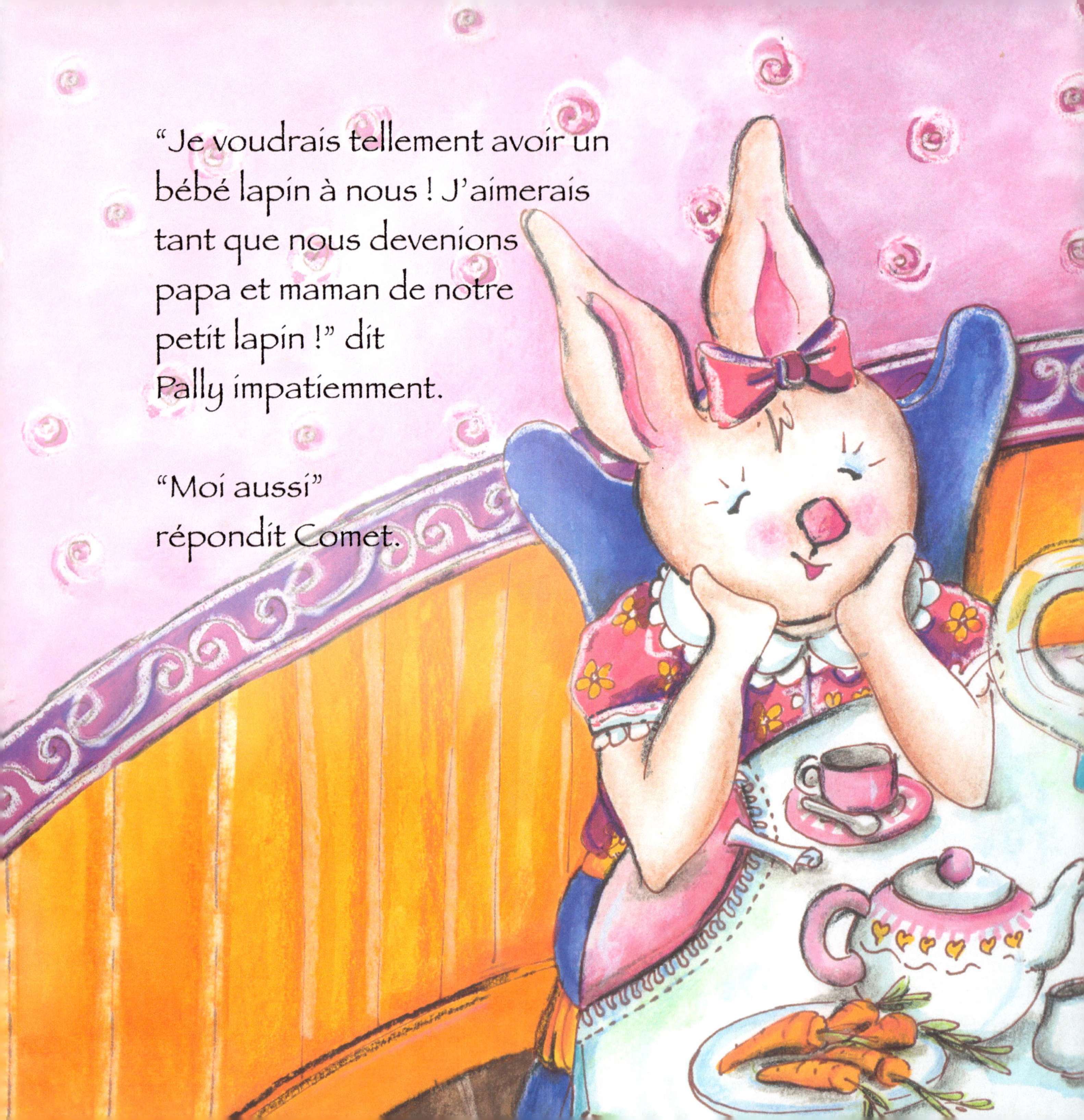

"Je voudrais tellement avoir un bébé lapin à nous ! J'aimerais tant que nous devenions papa et maman de notre petit lapin !" dit Pally impatiemment.

"Moi aussi" répondit Comet.

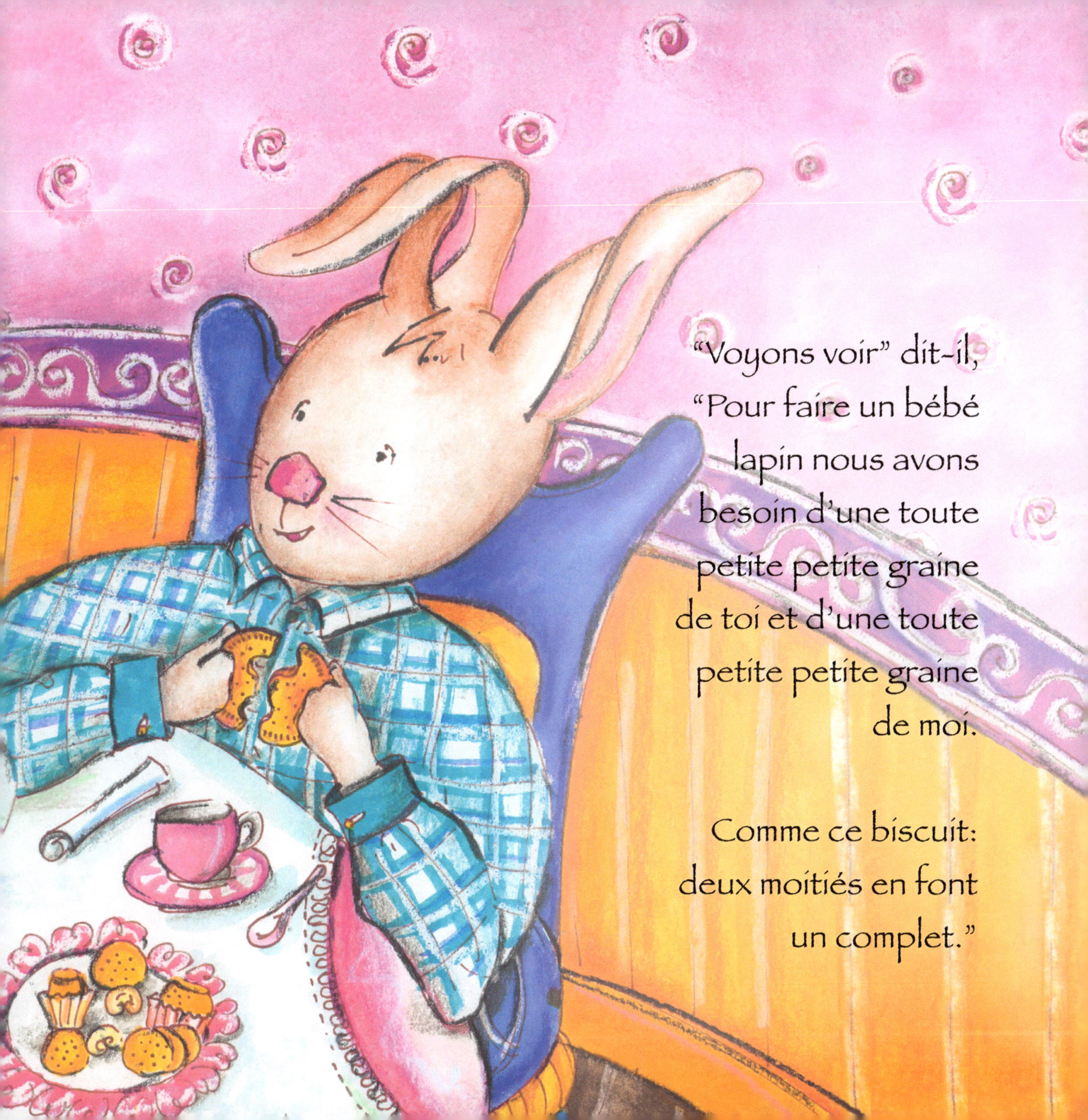

"Voyons voir" dit-il,
"Pour faire un bébé
lapin nous avons
besoin d'une toute
petite petite graine
de toi et d'une toute
petite petite graine
de moi.

Comme ce biscuit:
deux moitiés en font
un complet."

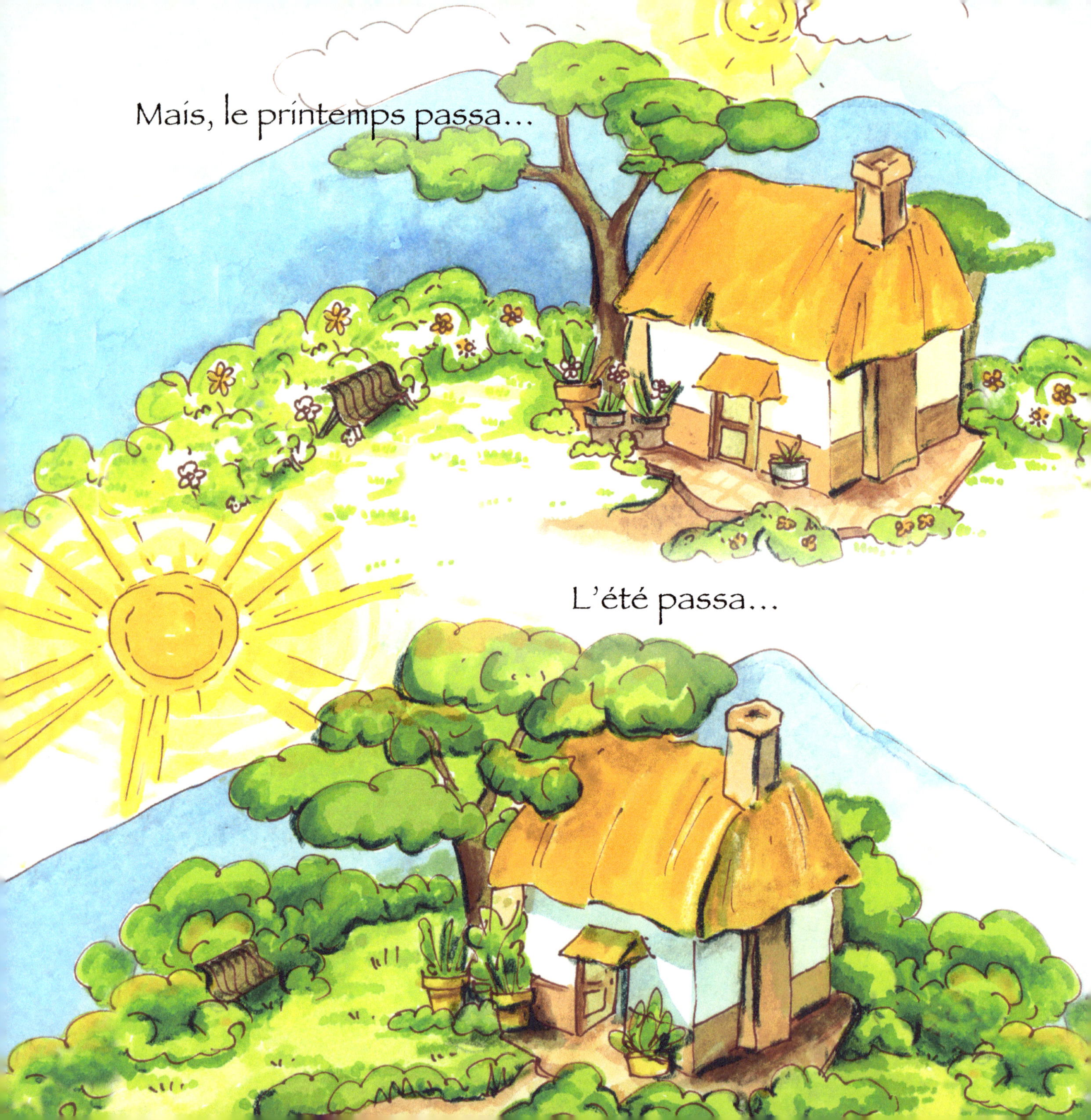
Mais, le printemps passa…
L'été passa…

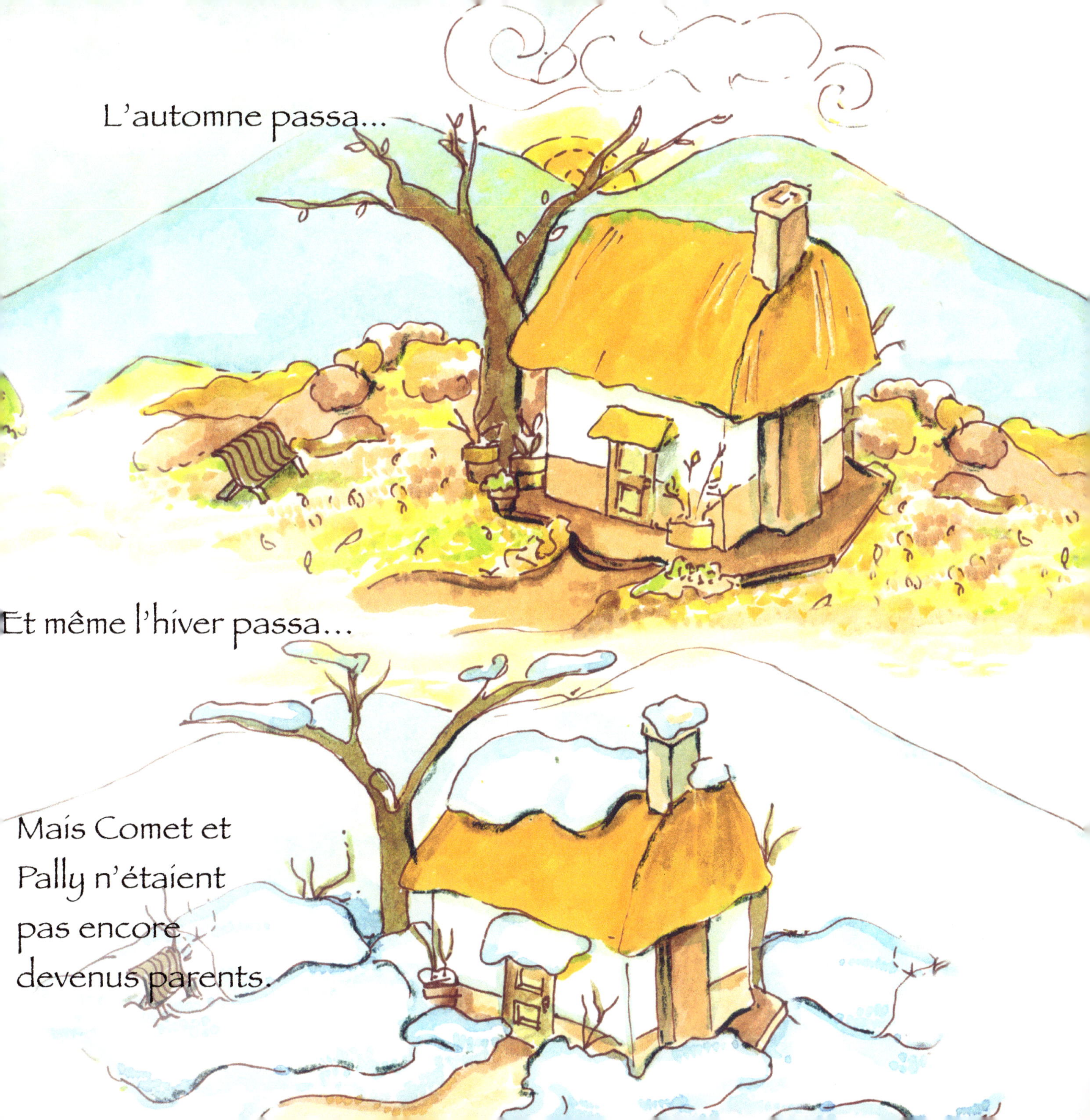

L'automne passa…

Et même l'hiver passa…

Mais Comet et
Pally n'étaient
pas encore
devenus parents.

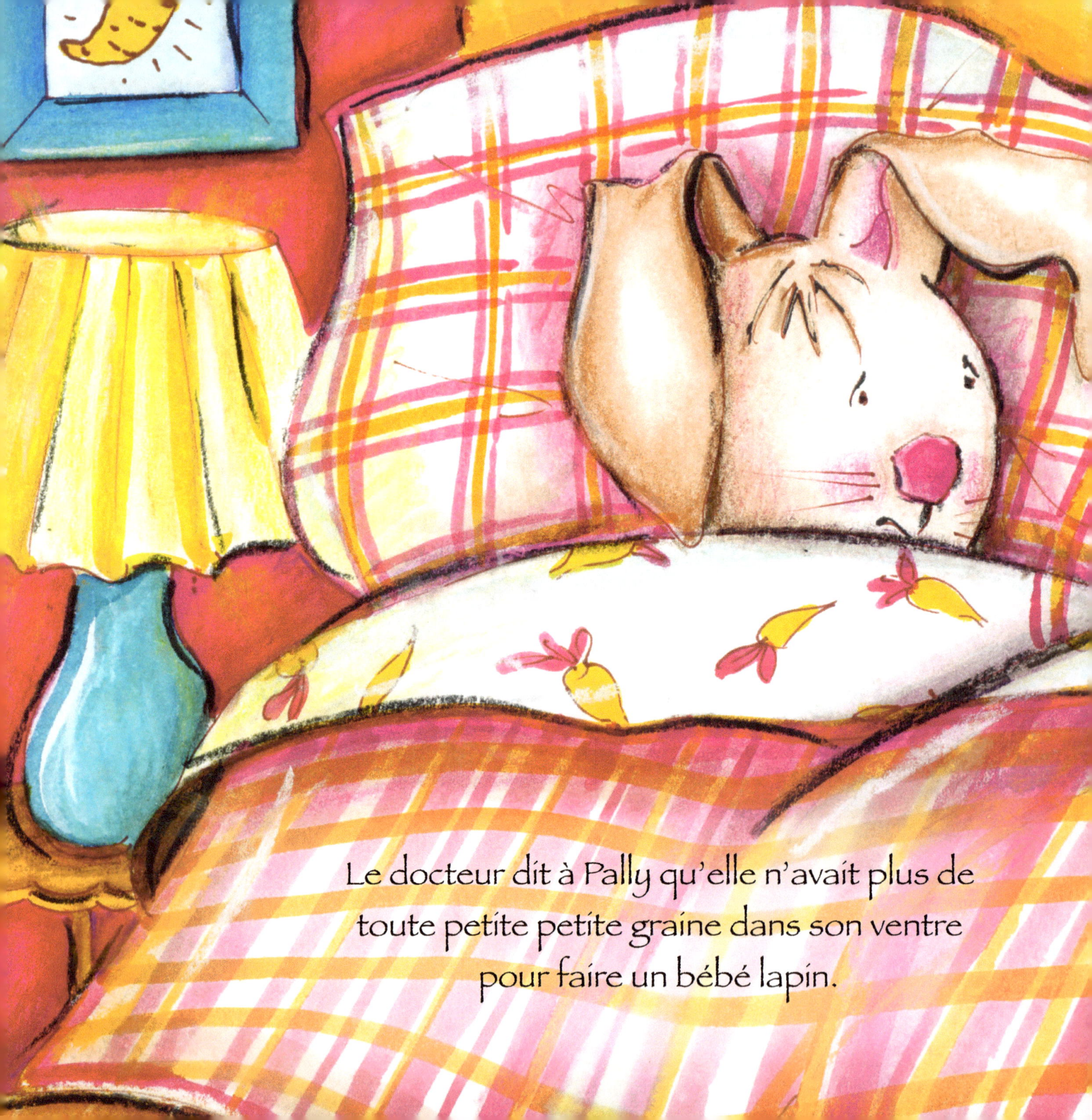

Le docteur dit à Pally qu'elle n'avait plus de
toute petite petite graine dans son ventre
pour faire un bébé lapin.

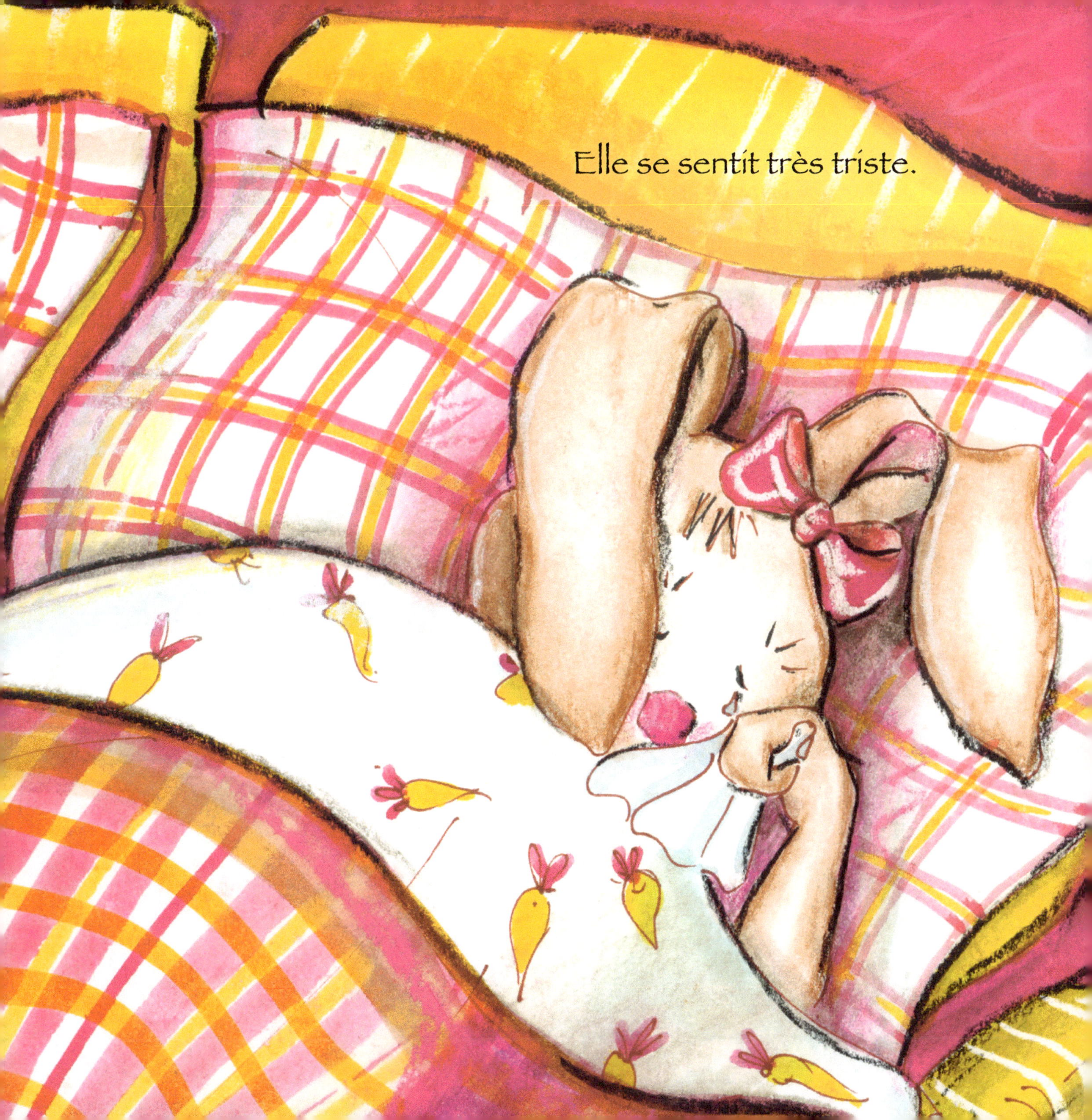
Elle se sentit très triste.

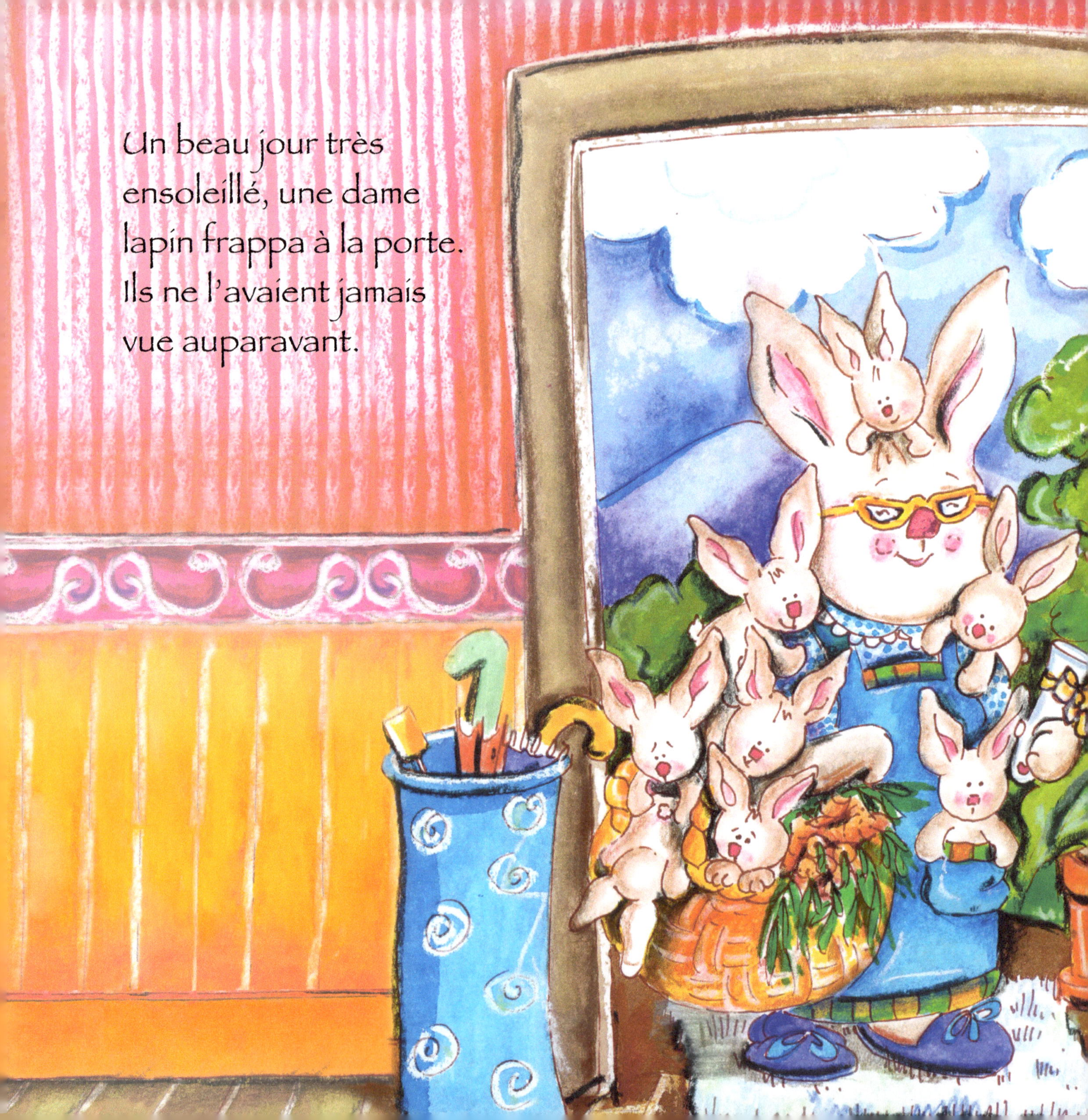

Un beau jour très ensoleillé, une dame lapin frappa à la porte. Ils ne l'avaient jamais vue auparavant.

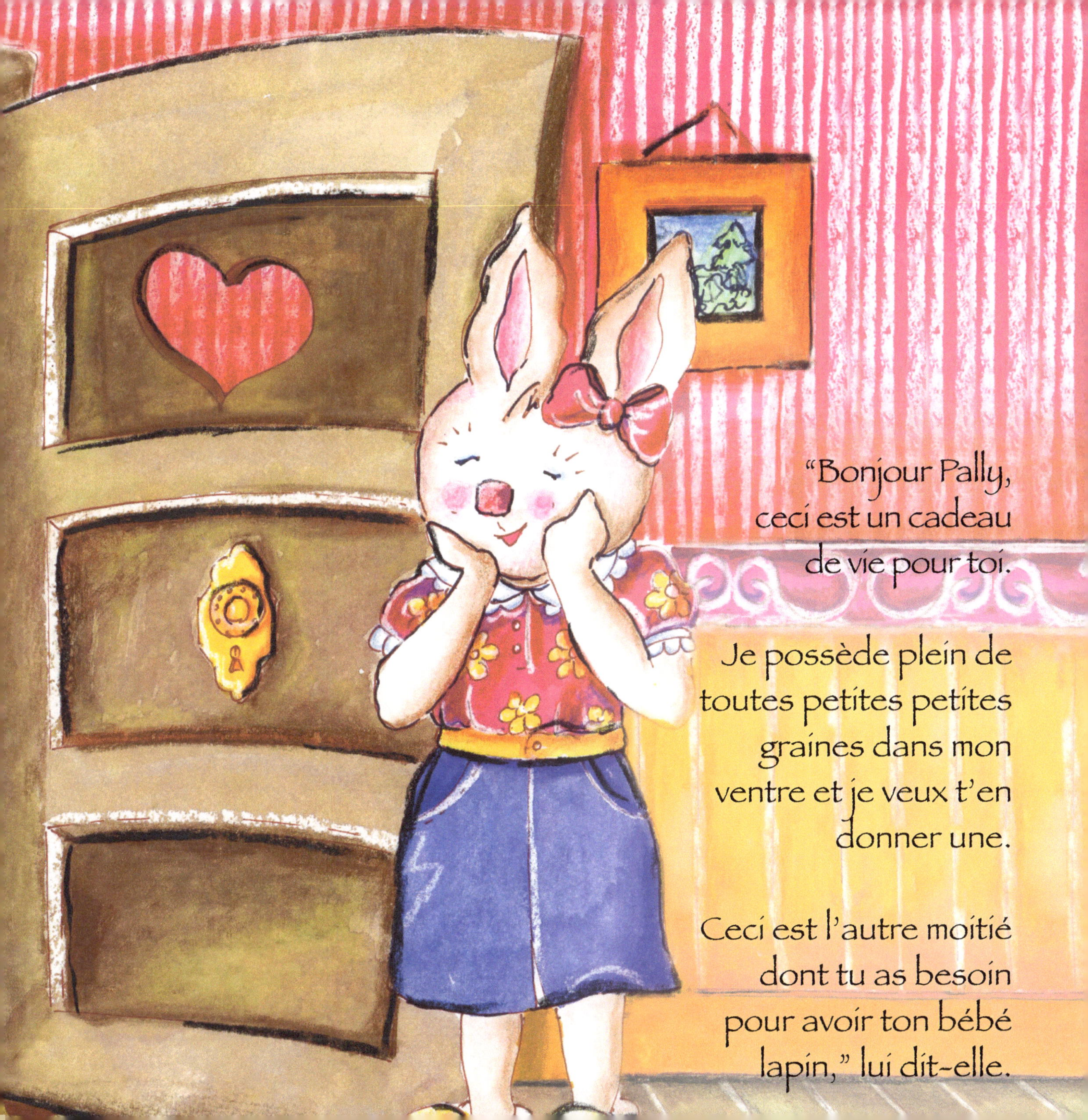

"Bonjour Pally,
ceci est un cadeau
de vie pour toi.

Je possède plein de
toutes petites petites
graines dans mon
ventre et je veux t'en
donner une.

Ceci est l'autre moitié
dont tu as besoin
pour avoir ton bébé
lapin," lui dit-elle.

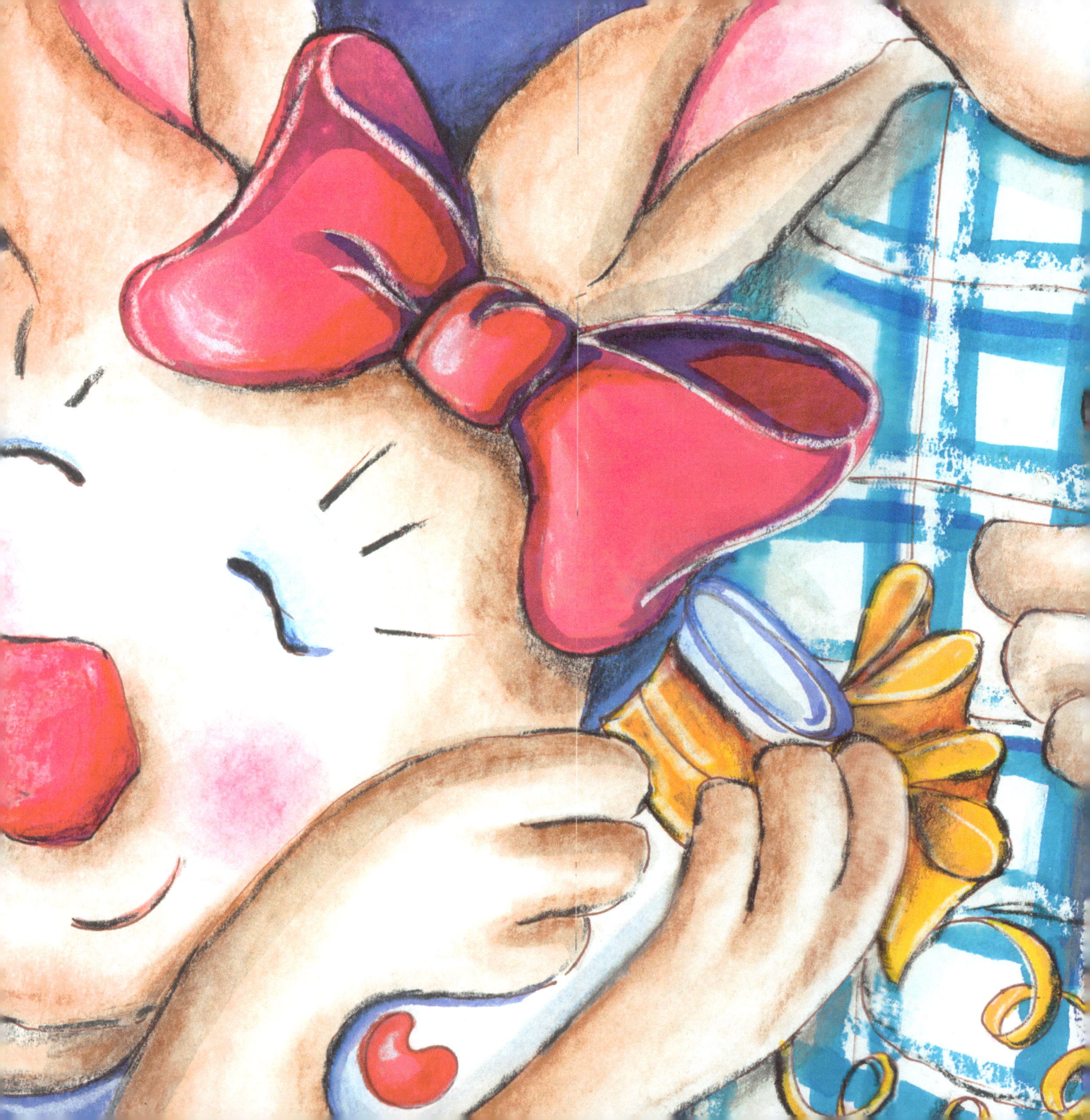

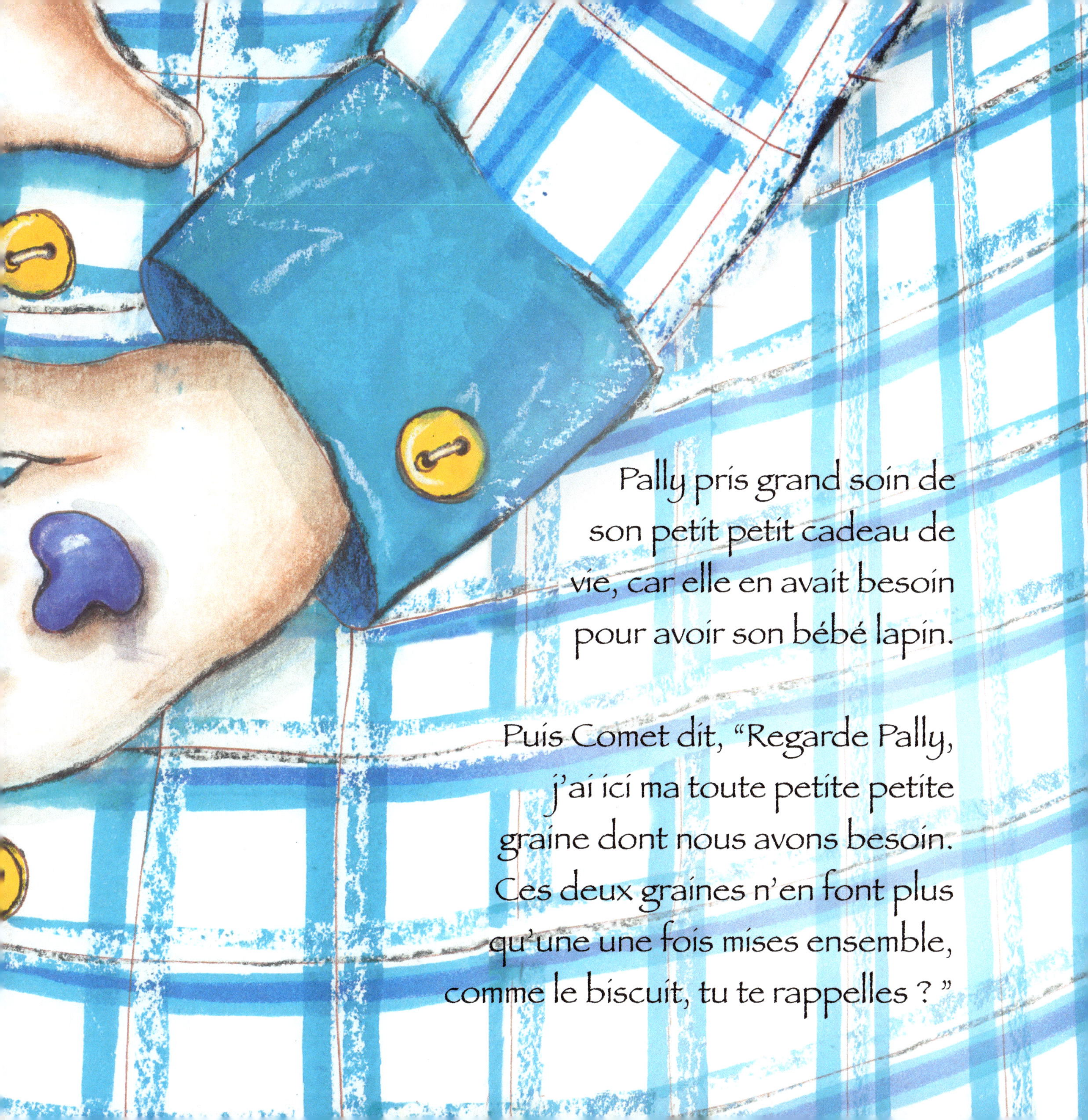

Pally pris grand soin de
son petit petit cadeau de
vie, car elle en avait besoin
pour avoir son bébé lapin.

Puis Comet dit, "Regarde Pally,
j'ai ici ma toute petite petite
graine dont nous avons besoin.
Ces deux graines n'en font plus
qu'une une fois mises ensemble,
comme le biscuit, tu te rappelles ? "

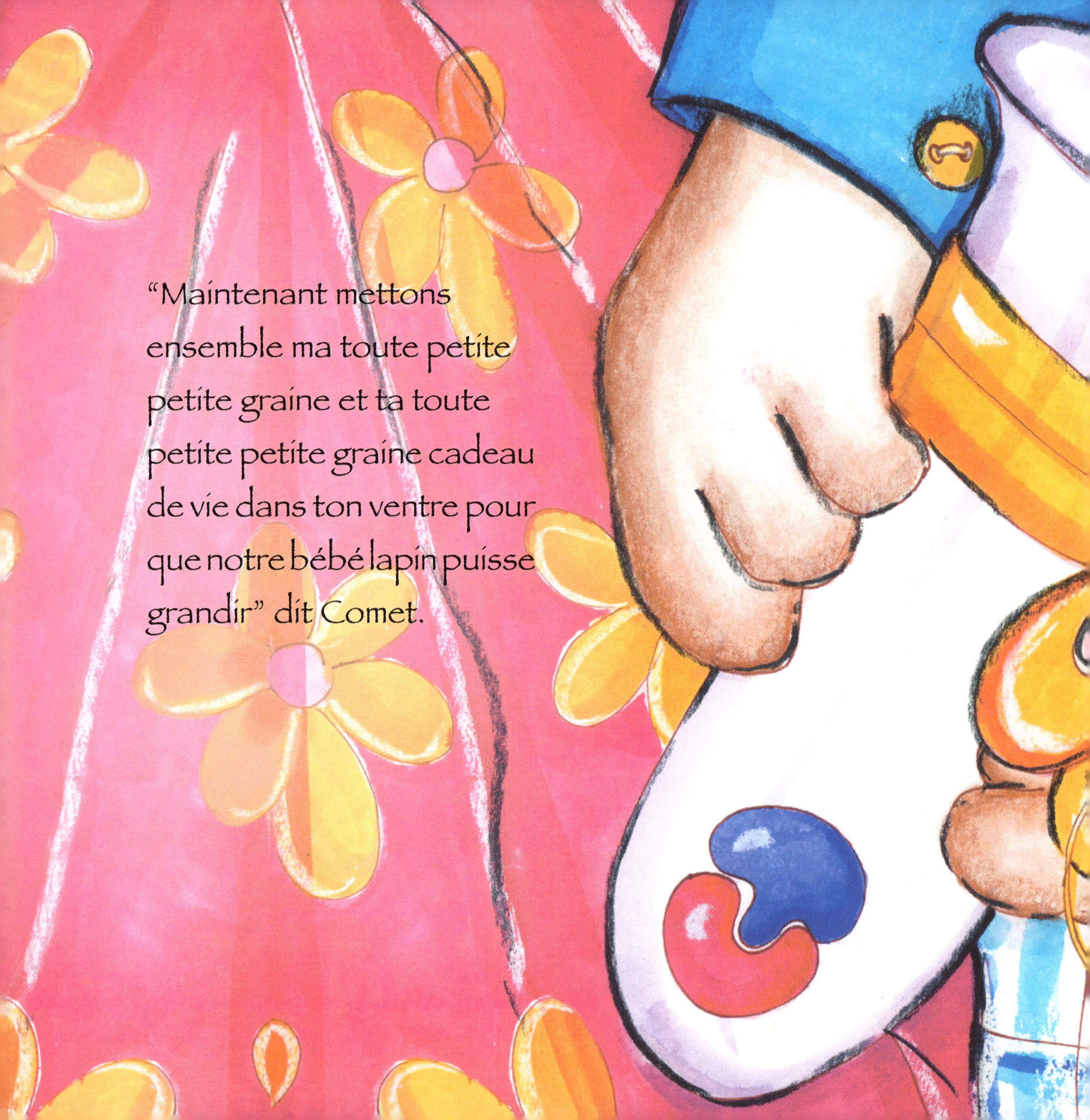

"Maintenant mettons
ensemble ma toute petite
petite graine et ta toute
petite petite graine cadeau
de vie dans ton ventre pour
que notre bébé lapin puisse
grandir" dit Comet.

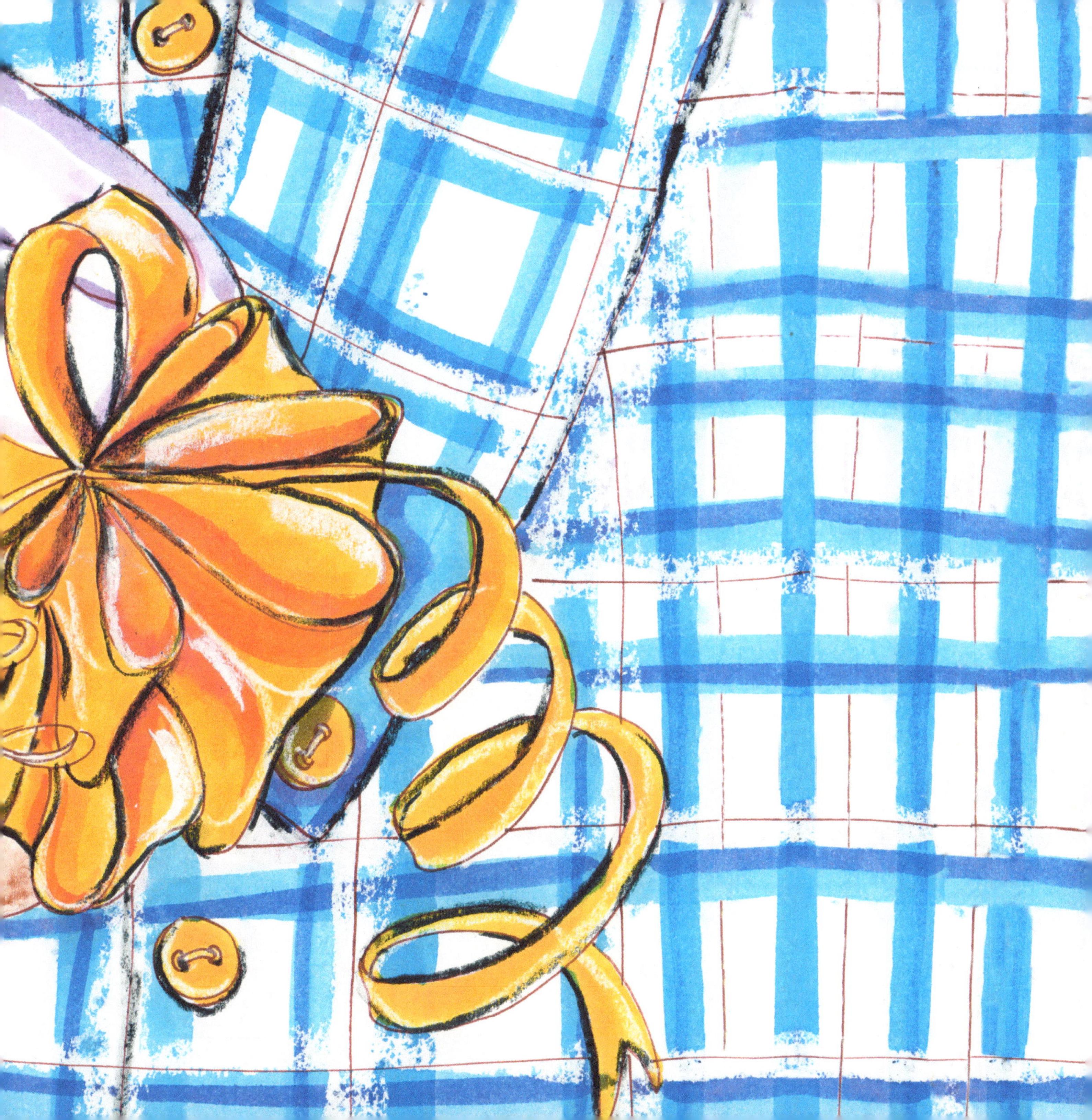

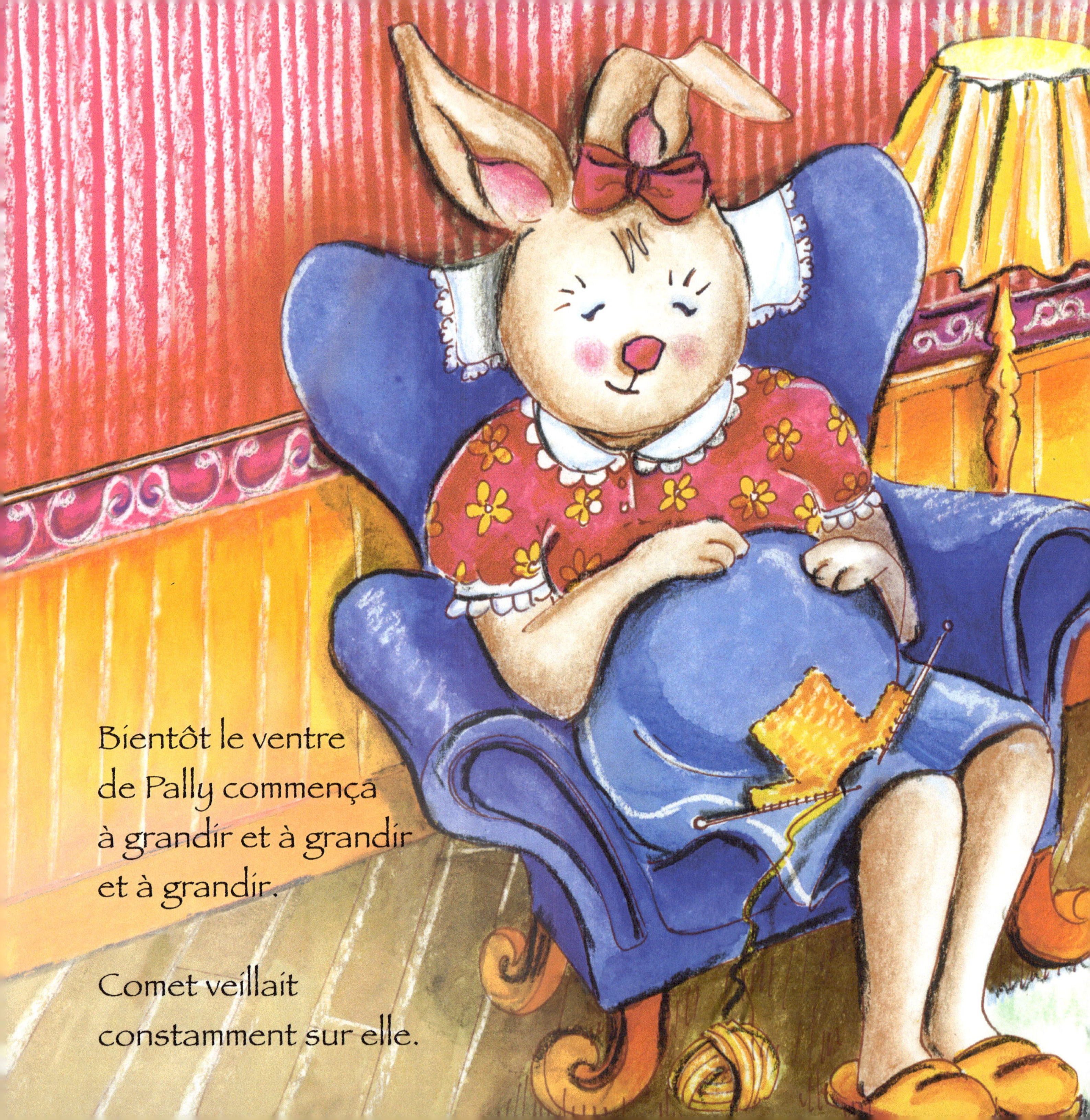

Bientôt le ventre
de Pally commença
à grandir et à grandir
et à grandir.

Comet veillait
constamment sur elle.

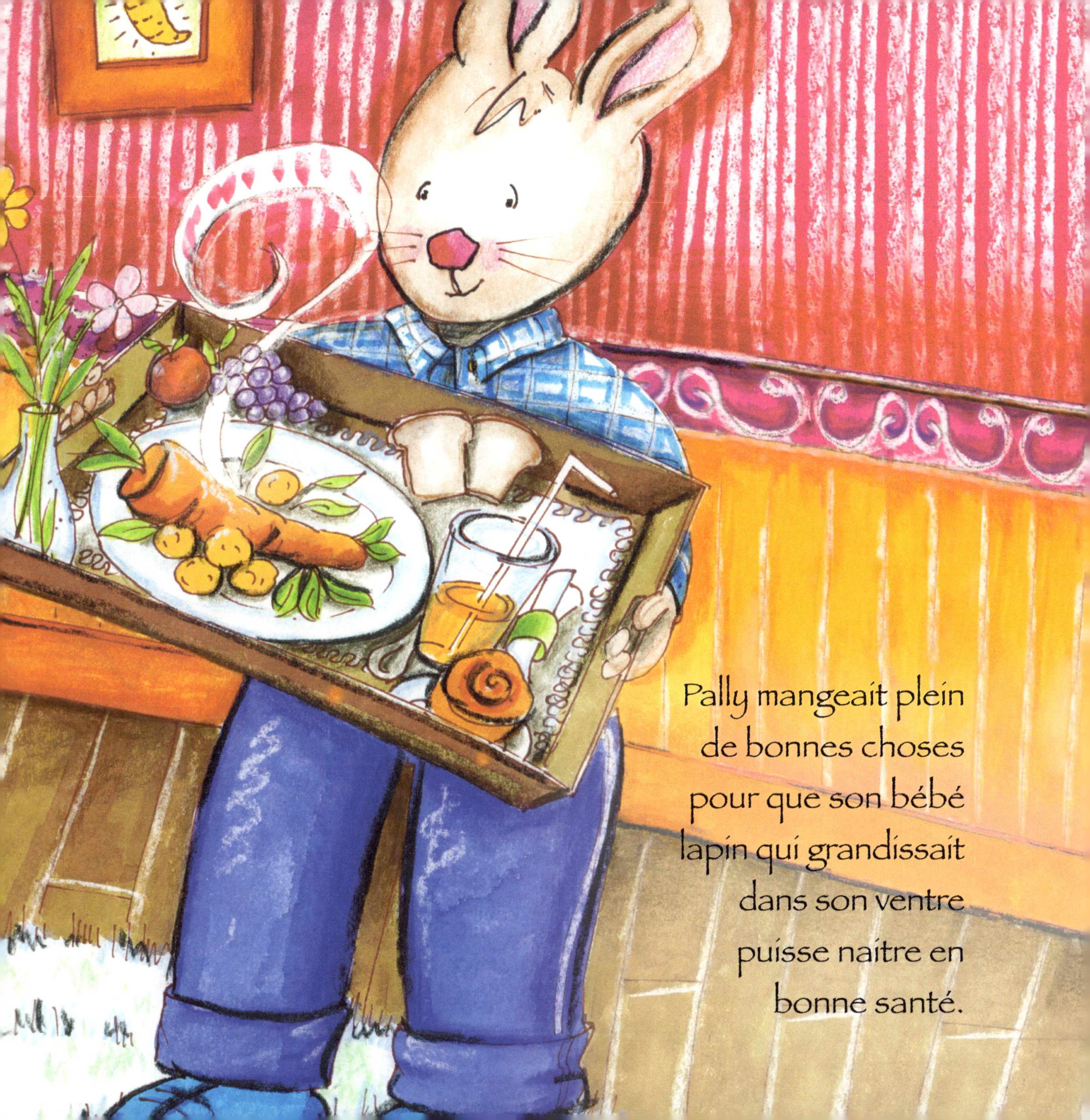

Pally mangeait plein
de bonnes choses
pour que son bébé
lapin qui grandissait
dans son ventre
puisse naître en
bonne santé.

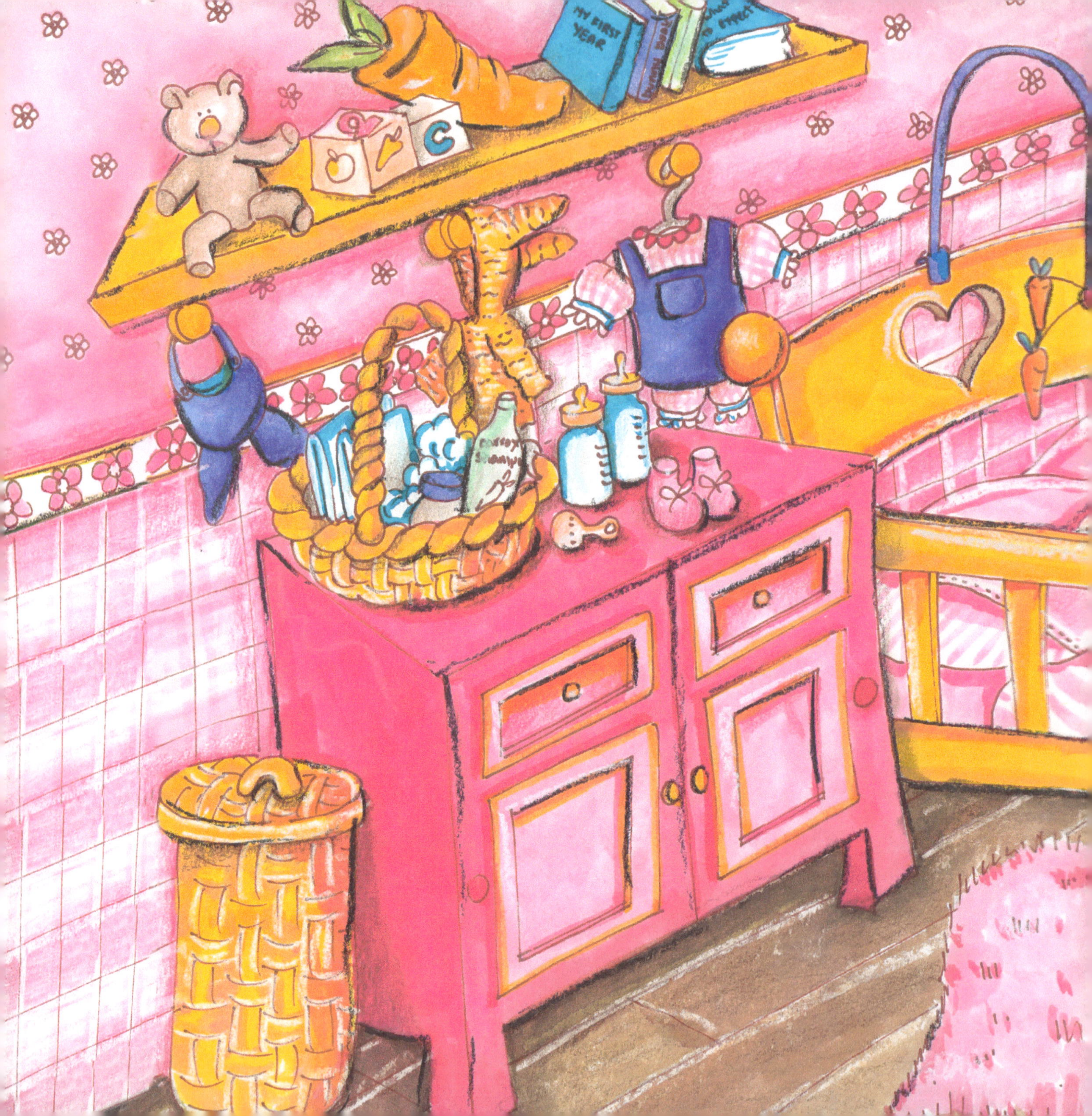

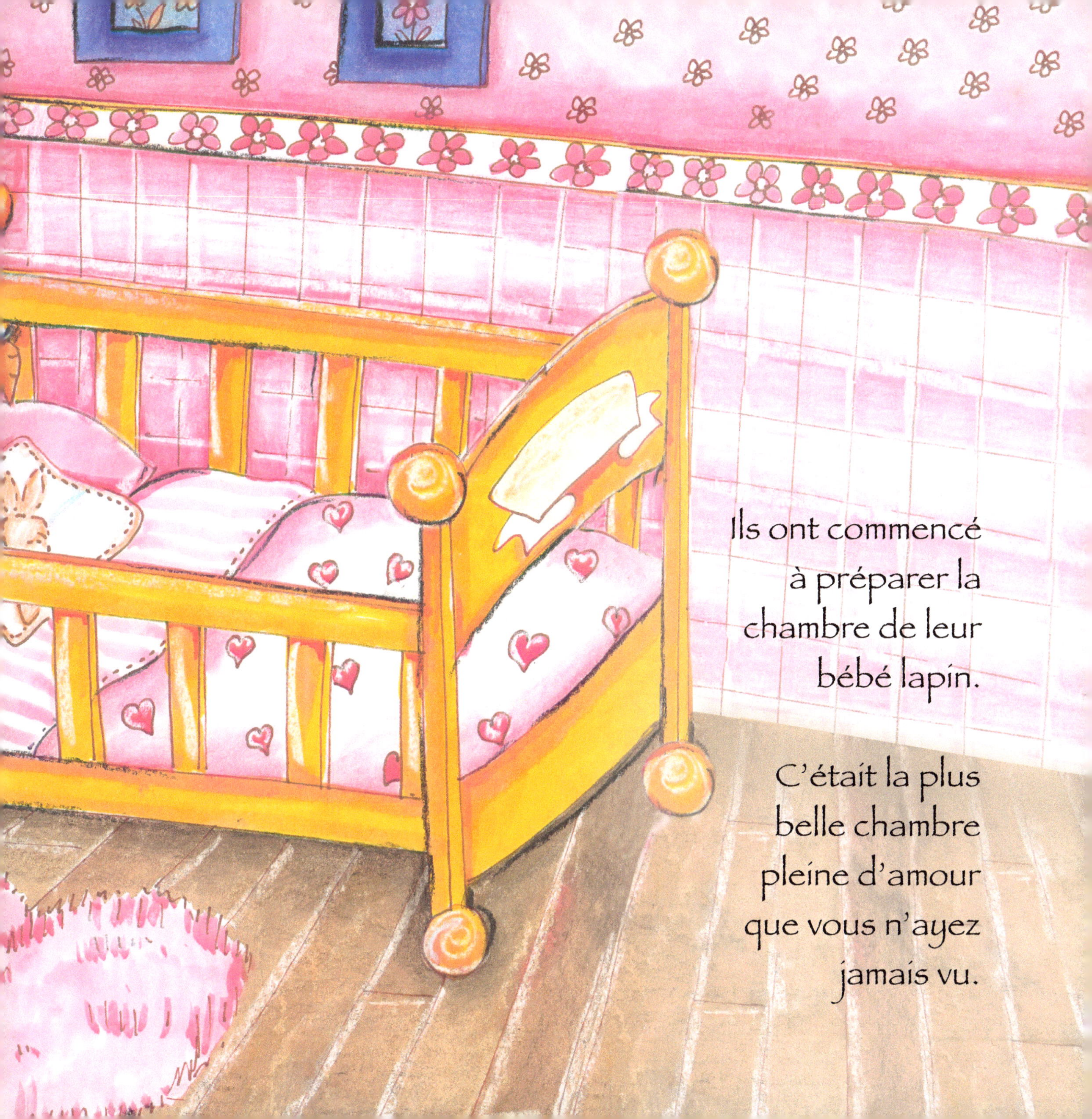

Ils ont commencé à préparer la chambre de leur bébé lapin.

C'était la plus belle chambre pleine d'amour que vous n'ayez jamais vu.

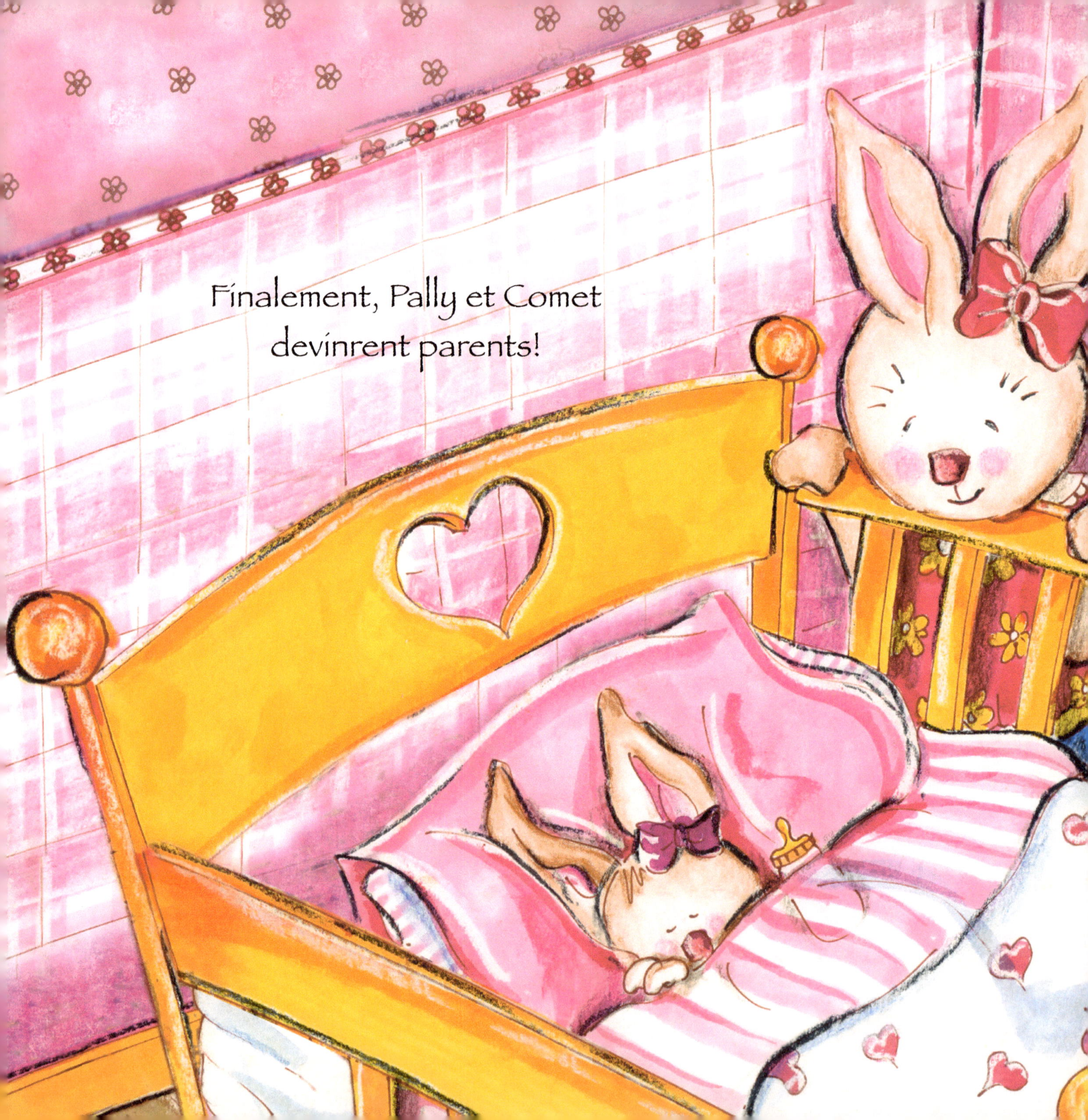

Finalement, Pally et Comet
devinrent parents!

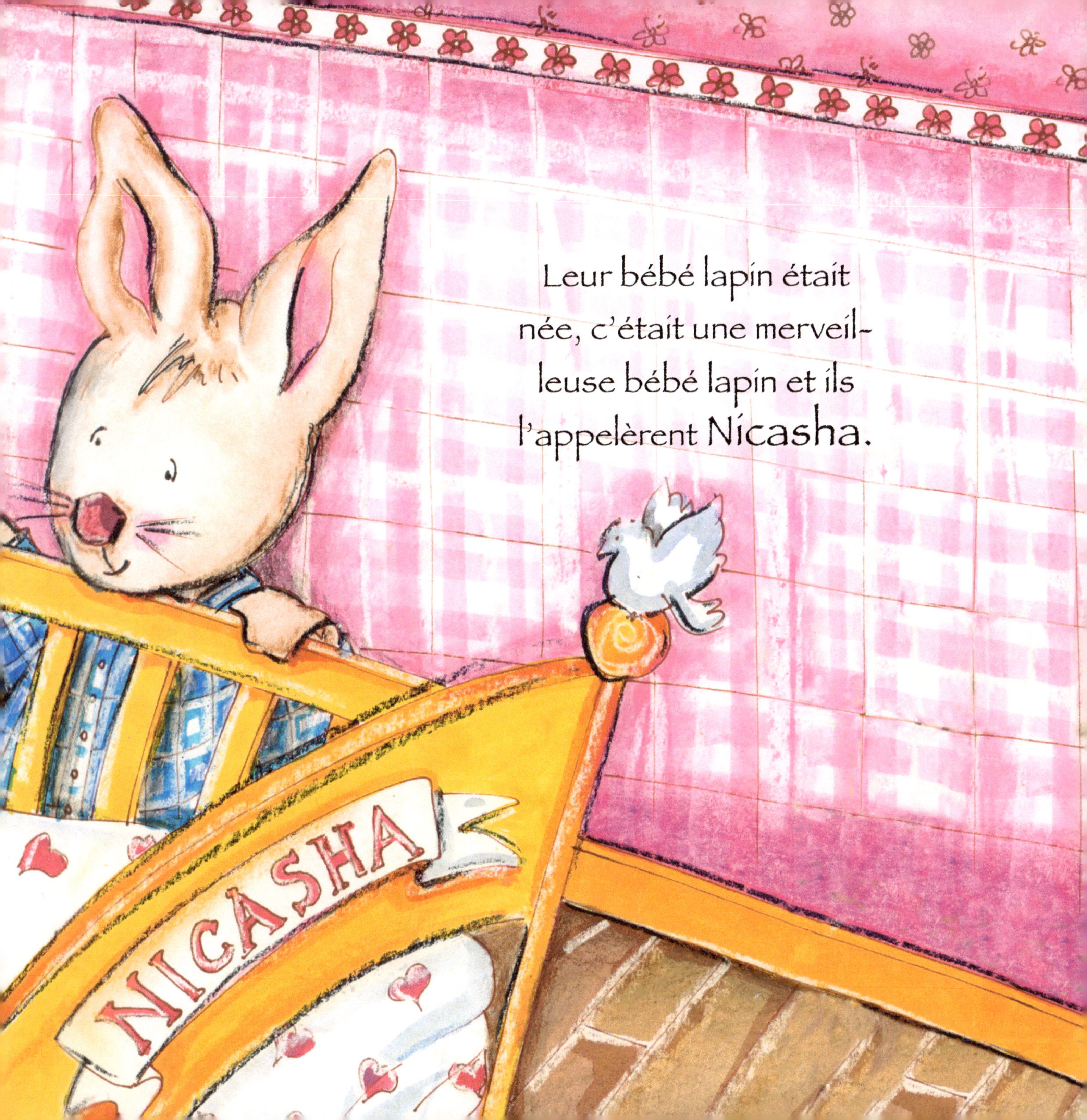

Leur bébé lapin était
née, c'était une merveil-
leuse bébé lapin et ils
l'appelèrent Nicasha.

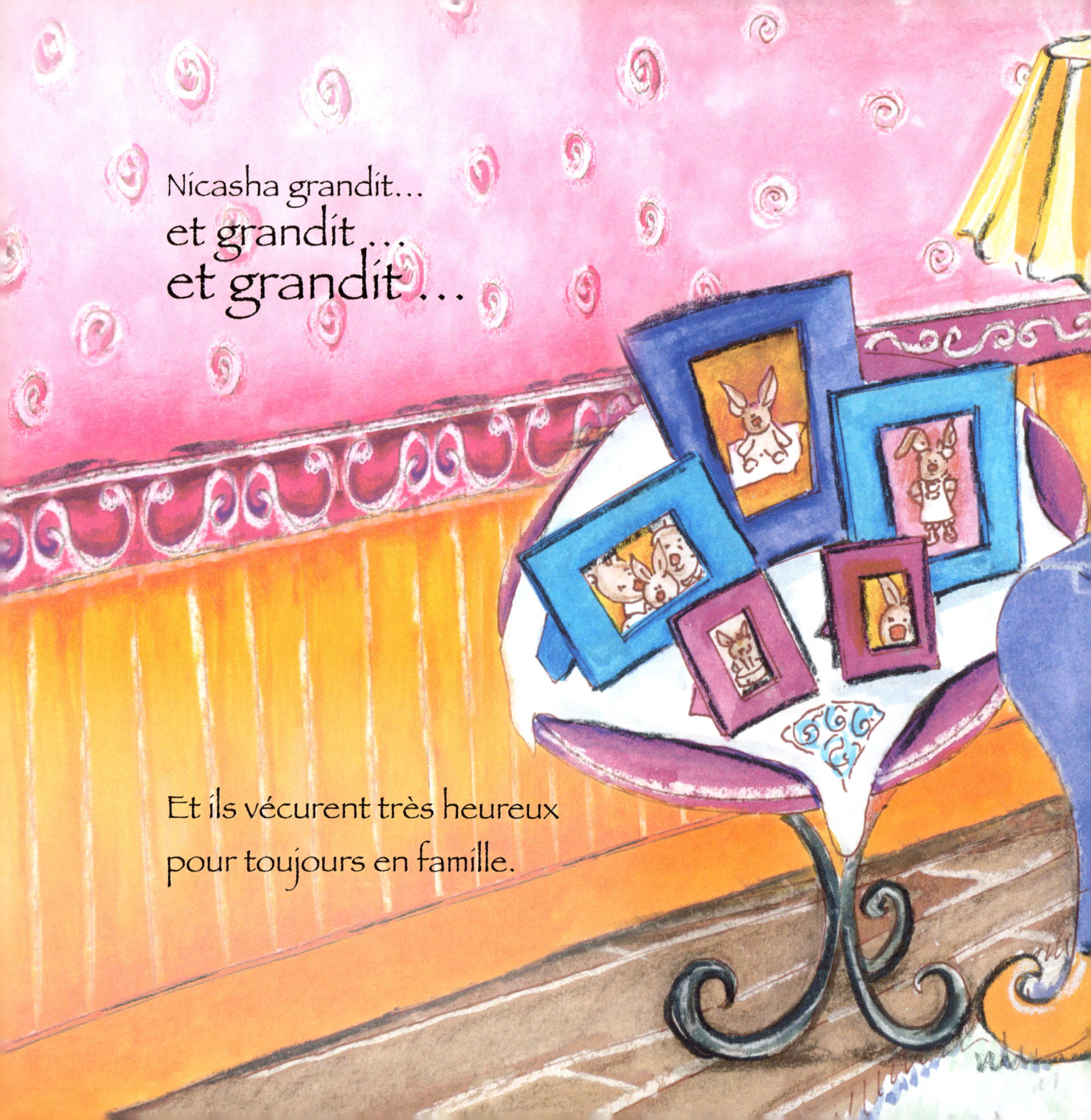

Nicasha grandit…
et grandit…
et grandit…

Et ils vécurent très heureux
pour toujours en famille.

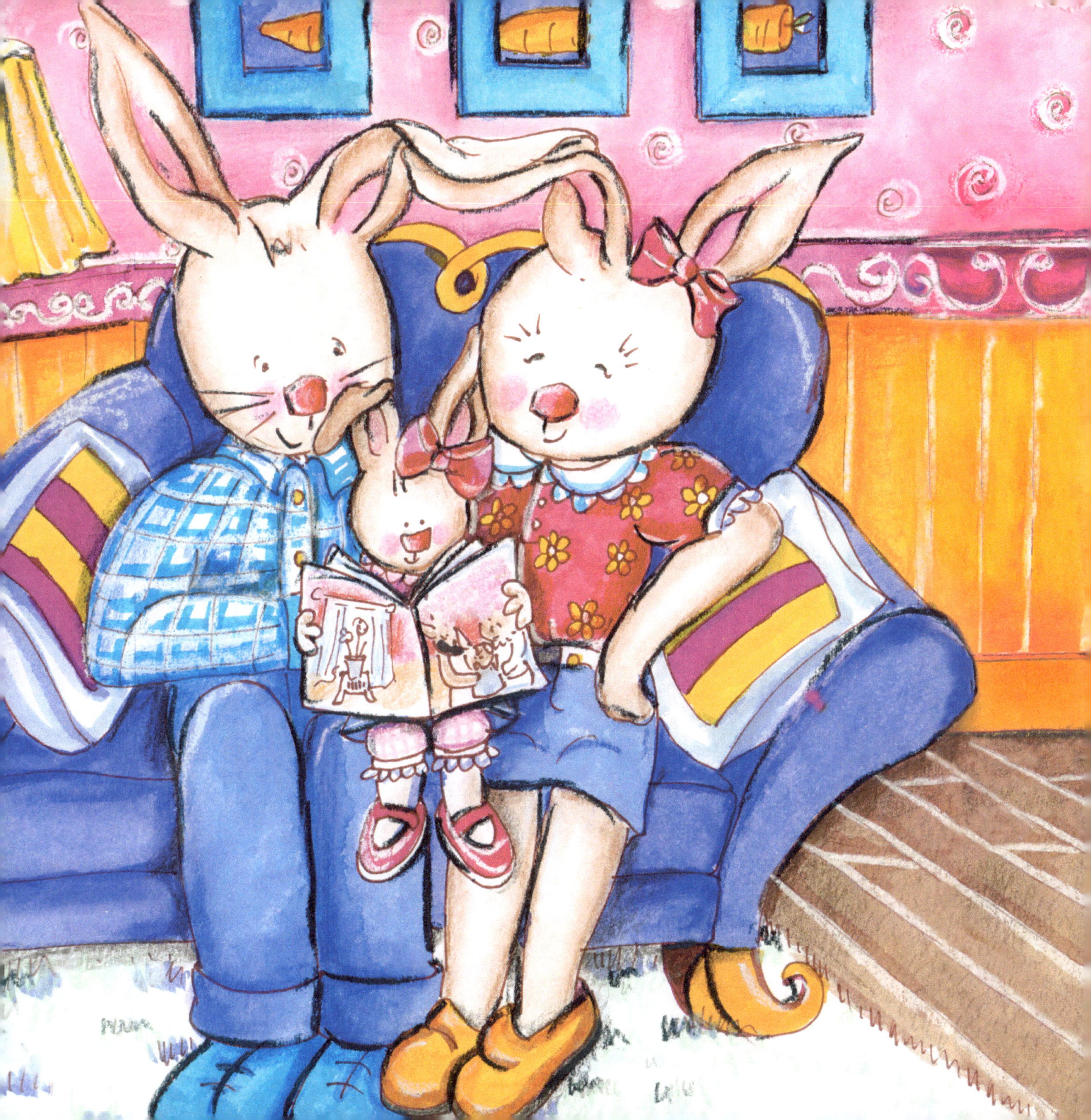

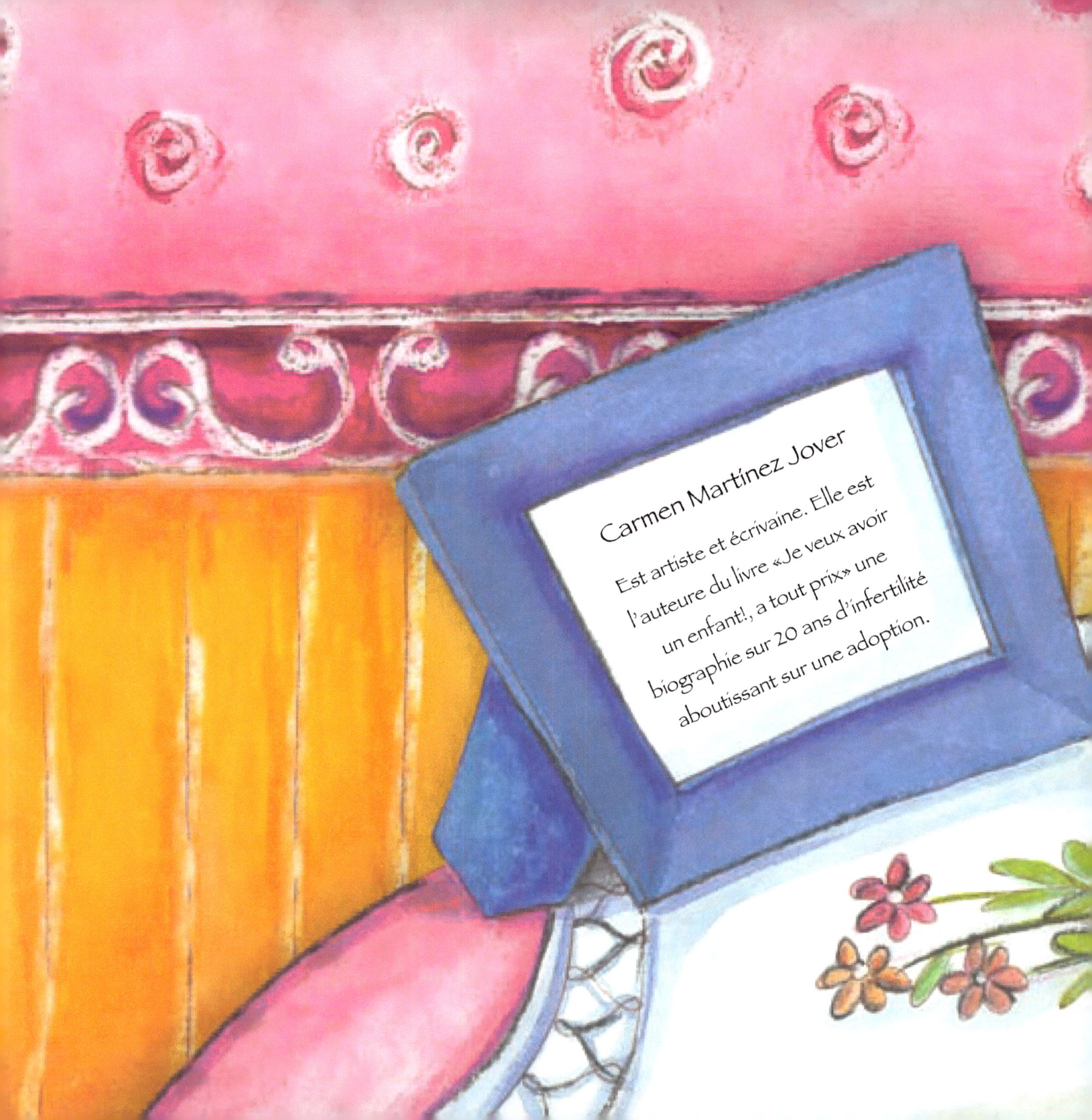

Carmen Martínez Jover
Est artiste et écrivaine. Elle est l'auteure du livre «Je veux avoir un enfant!, a tout prix» une biographie sur 20 ans d'infertilité aboutissant sur une adoption.

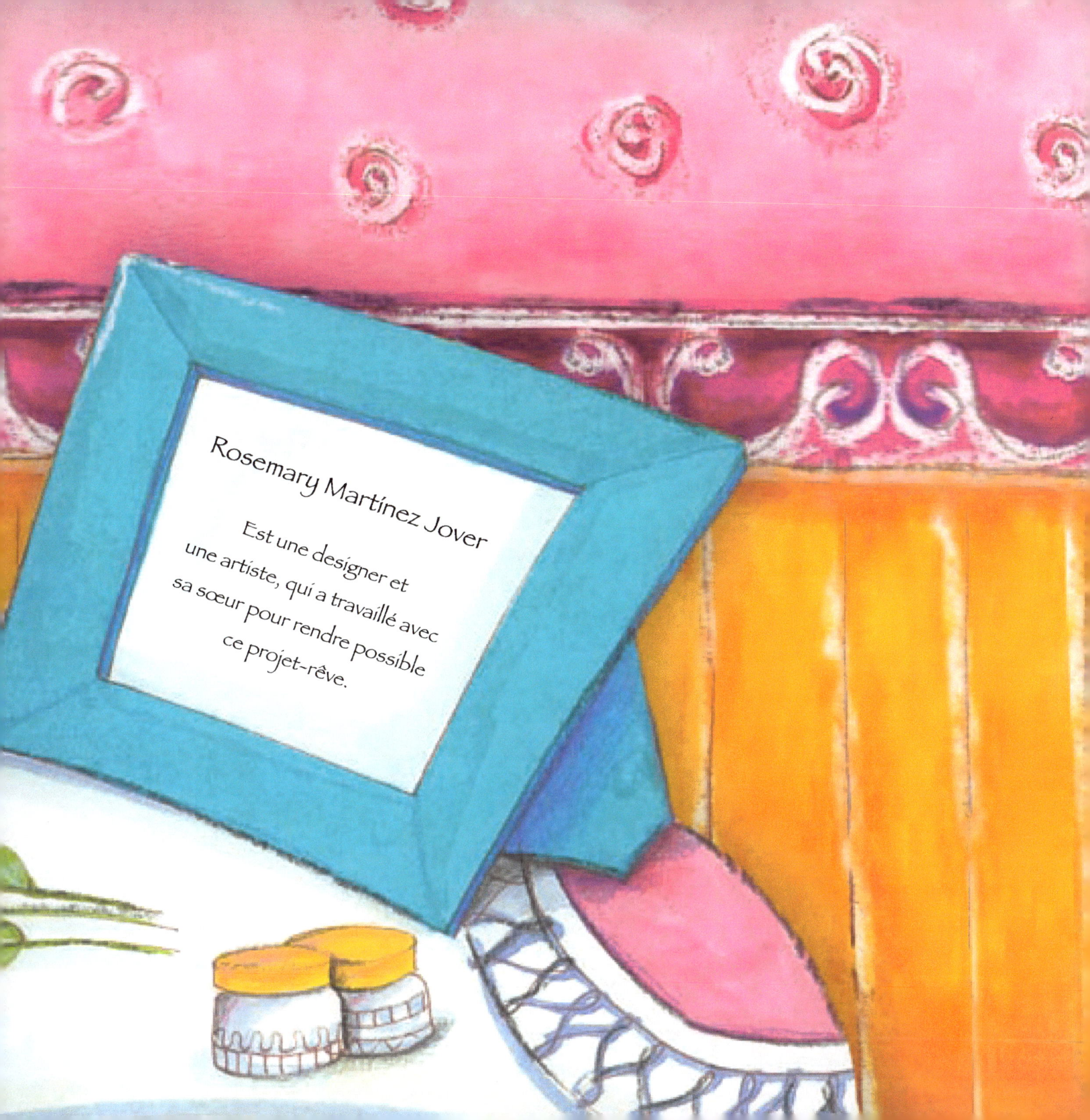

Rosemary Martínez Jover

Est une designer et
une artiste, qui a travaillé avec
sa sœur pour rendre possible
ce projet-rêve.

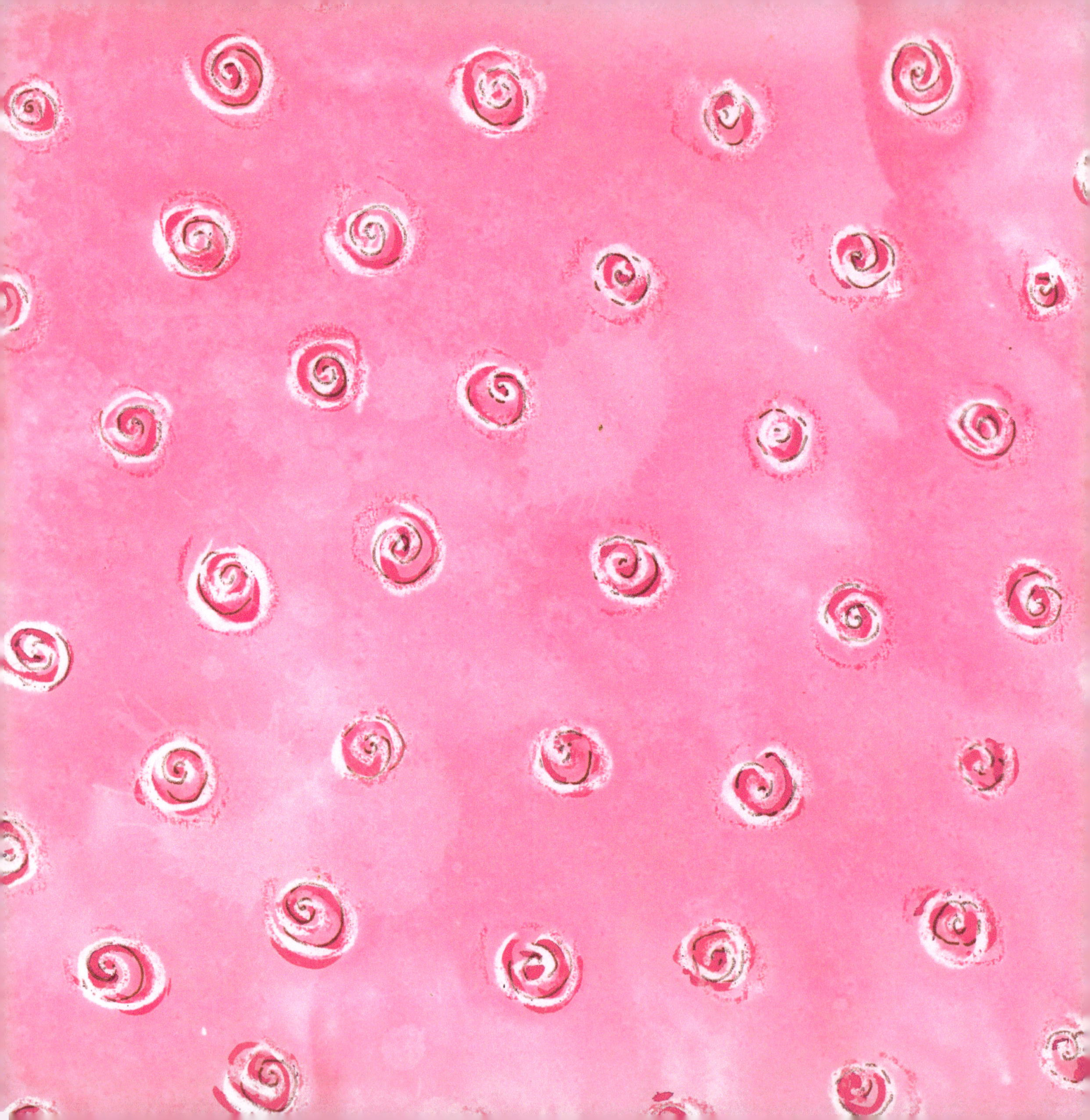

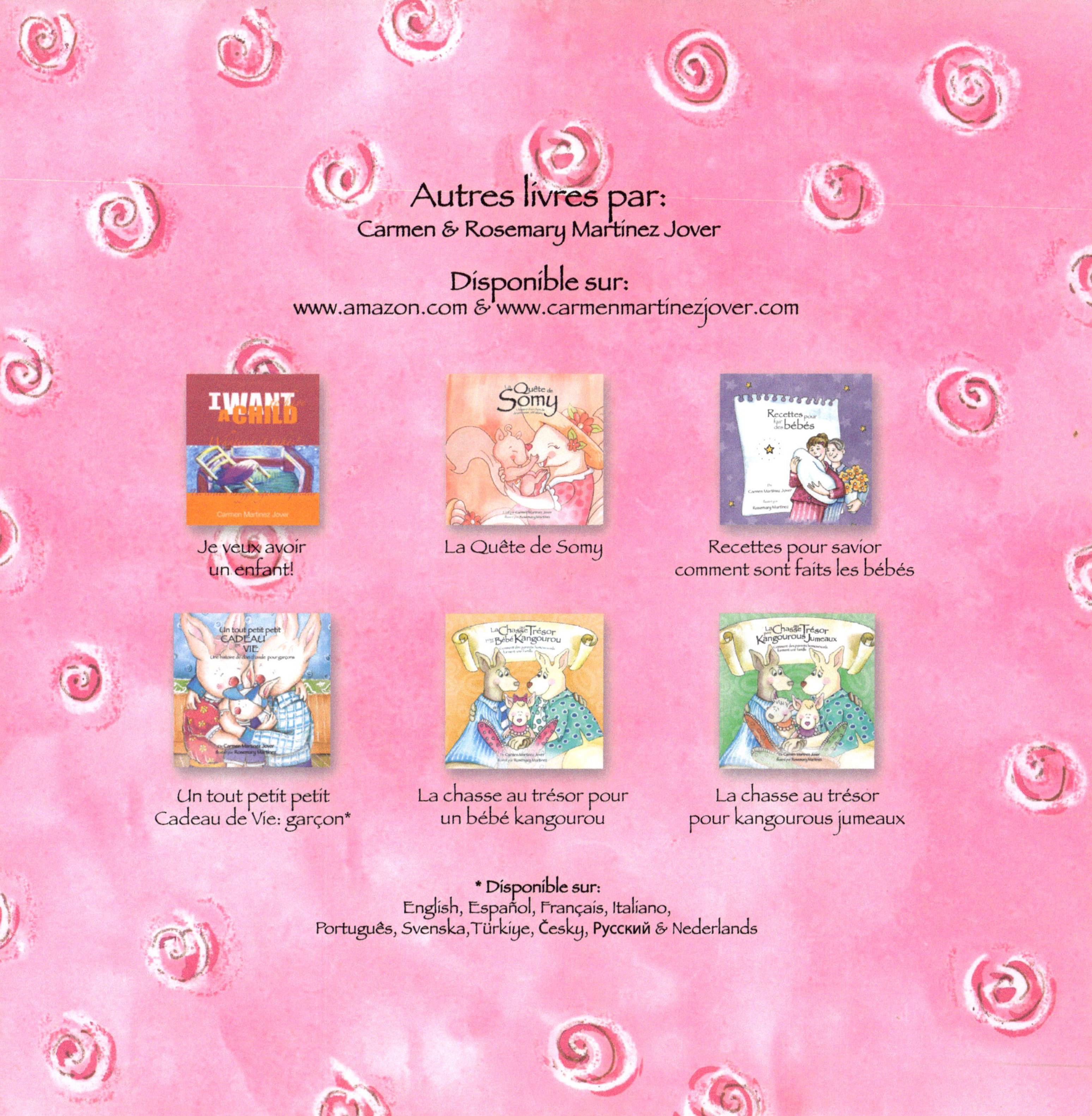

Autres livres par:
Carmen & Rosemary Martínez Jover

Disponible sur:
www.amazon.com & www.carmenmartinezjover.com

Je veux avoir
un enfant!

La Quête de Somy

Recettes pour savior
comment sont faits les bébés

Un tout petit petit
Cadeau de Vie: garçon*

La chasse au trésor pour
un bébé kangourou

La chasse au trésor
pour kangourous jumeaux

* Disponible sur:
English, Español, Français, Italiano,
Português, Svenska, Türkiye, Česky, Русский & Nederlands